脳卒中・あなたならどうする

—完全復帰した医師の記録—

鈴木　信著

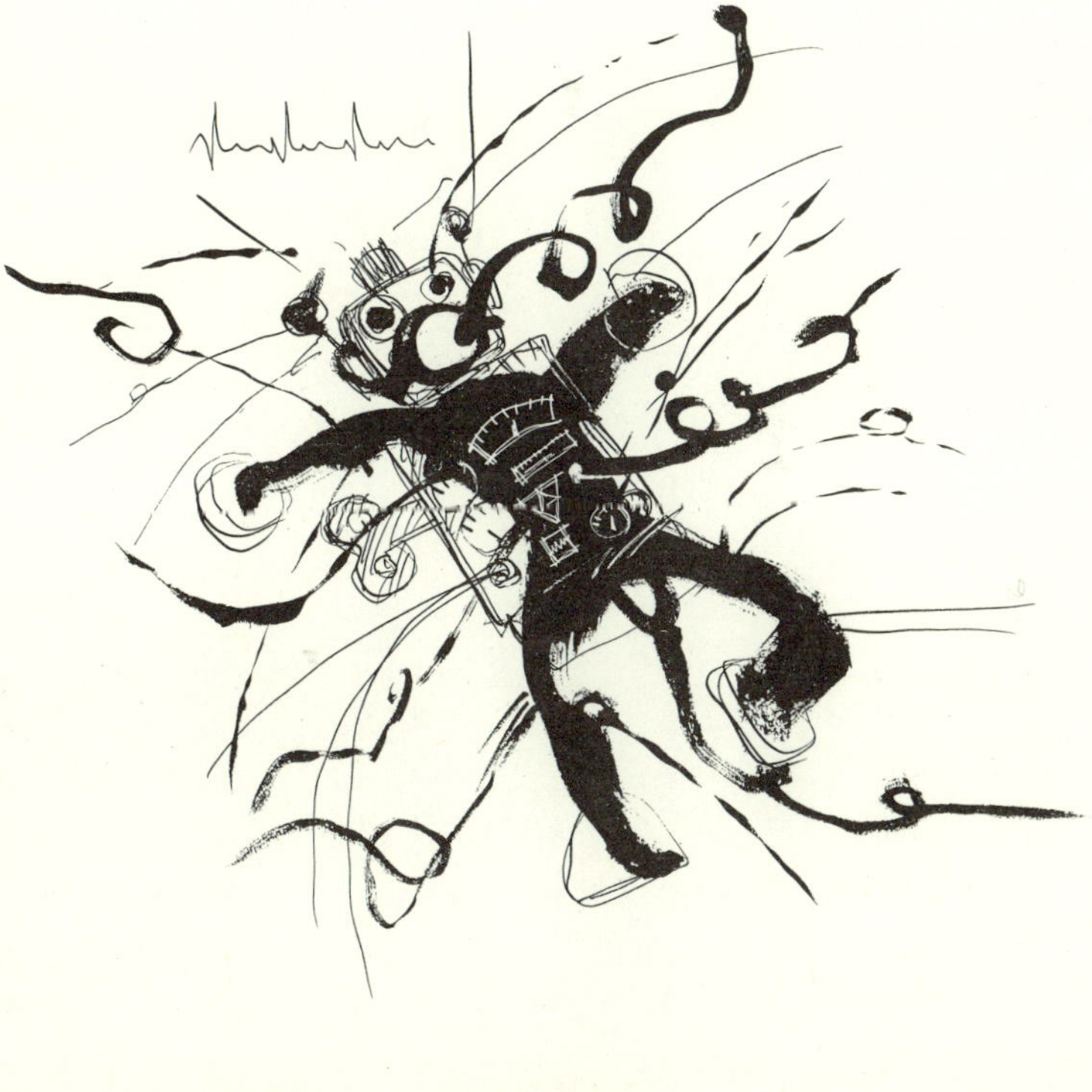

大修館書店

はじめに

誰しも好き好んで病気になるわけではない。患者の立場から生前の記録を残している書物は数多くある。しかし、それらのほとんどは癌の体験記、闘病記であり、脳卒中の体験記は非常に少ない。重症の脳卒中の患者は昏睡になり、そのままあの世に行くか、あるいは生き返ったとしても重大な障害である完全麻痺や失語症を残して、やがてボケて廃人になっていく。しかし、発病当初はどうなっているのであろうか？　こんな記録も書物もない。多分、突然の発病による巨大なショックに立ち直れないか、あるいは必死になってリハビリに専念しているのだ。その状況を知るには、観察している医師や看護婦の一方的な記録に頼るしかない。発病当初の状況を記録に留めようとしても、失語症・失書症ゆえに書き留めることができない。不幸にしてボケが進行した人は、初期の記憶は永久に閉ざされたまま葬られていく。一方、幸いにも正常生活に戻ることができた人でも、当初は安静を強いられて筆をとることが許されないし、リハビリが開始されればそれに必死になっていて、記憶を書き留めようという気にもならない。なったころには、初期の記憶が薄れてしまっているはずである。

脳卒中の患者は、突然にして一方的に非介護の立場に置かれる。医師も看護婦もまったく自立できなくなっている脳卒中患者を見ると、初っ端からバカ扱いをしてしまう傾向がある。そうした記録は医学書にもまったく書かれていないので、ブラック・ボックスの中にある。そこで、脳卒中患者代表として医療関係者に訴えたいことは、脳卒中専門の医師や看護婦でも、偏見を持つことなく、たとえ重症の脳卒中患者であっても人格ある一個人として、患者の立場を理解してほしいということである。一方、患者側に訴えたいことは、脳卒中は患者だけの問題ではなく、健常者一人ひとりがそうなる可能性を秘めていることを、またそうなった時どうするかという自覚をいつも持っていなければならないことを強調したい。医師も看護婦もリハビリ技師も手放しで全面的手助けにはならない。要は「自分で治すのだ」という意気込みが大切である。他力本願ではいけない。自分のことなのだから自分で治す、これを自助と言っている。病気は医者が治すのではない、自分で治すのだ。

ところで、「自分の恥をわざわざさらけ出すものではない」と言われる。なぜなら、「あの人は廃人だ」というレッテルを張られる。もし張られないとしても、世の中から失格扱いを受けるし、「再発したらいけないから」とか「お大事に」というような言葉のもとに、セーブした生活を強いられる。そして、第一線からは自他共に退くことになる。私はそのリスクを考えても、あえて自分のこの体験を公表する価値があると考えた。そこで「あなたならどうする」というタイトルで言語の障害を押しながらリハビリのつもりで講演を行ったところ、各方面から引く手あまたとなり、はては「文章として記録に残し、書物として発行したらどうか」ということになった次第である。

これが、私を蘇らせてくれた妻や医療人の方々の恩恵に報いることである。私を生かしてくれた自然の恵みへの感謝の徴である。私のこの努力が、より多くの患者の安寧と幸せをもたらしてくれることを祈願している。

二〇〇〇年一月

著者記す

もくじ

あの世とこの世の境を見る

1・地球大回転——1
2・消える質問——3
3・妻と娘の誘導——5
4・圧縮された走馬燈——8
5・たえなる閃光と幻影——11
6・トンネルの出口——13
7・何のためのアンギオ（血管造影）か——15
8・イントネーションだけでしゃべる——17
9・左手の筆談——20
10・毛を剃りましょう——22
11・無神経方式——24
12・シビン——27
13・失語症はバカではない——29
14・運動神経は左右逆で逆立ちしている——31
15・突然の言語障害と聴覚障害——36
16・奇跡の生還——39

沖縄か、東京か、それが問題だ

17・不安におののいたタコ足ロボット——43
18・兄貴、東京へ行こう——45
19・低いリハビリ能力——47
20・廃人になる——49
21・脳手術への不安——51
22・奇跡中の奇跡——53
23・航空会社に差し止めを——56
24・I would like to go up to Tokyo——59

25・このわからず屋――63
26・沖縄を離れたら死ぬぞ――65

言葉を取り戻す

27・甦った第一声「NO」――67
28・左手の書き取り――69
29・面会謝絶――72
30・〝あのね〟――74
31・アカサタナ……――76
32・余計な検査――78
33・Keep necessary expressions――80
34・脳を刺激する――82
35・英語と日本語は脳の別の場所にストックされる――83
36・ブクブク水の泡――86
37・初めての受話――89
38・電話のせっかち、意地悪――91
39・シサン12――94
40・空オケ――97
41・ナタリー――99
42・スパゲッティ――100
43・コガネ虫（beetle）――103
44・ヘリポクター――104
45・声はどうして出る――105
46・ラとダ――108
47・〝えおう〟――109
48・発音カードのカルタ――113
49・「し」と「しい」――114
50・「ナッファ」――117

まだまだ遠い通常への道のり

51・タンゲ左ゼンの血闘――119
52・運動訓練――120
53・しびれ感――123
54・鍵は右ポケットに――126
55・布地当て――127

56・浦島太郎――129
57・「女の人が車をぶつけた」――130
58・智恵子抄――132
59・熱愛――133
60・新聞――135
61・日課――136
62・辞書を読む――140
63・ポキー――142
64・パター・ゴルフ――143
65・パカタ、パカタ――145

我が家へ帰る

66・肩を落として涙にくれたショーティー――147
67・輝きながら――148
68・キス――150
69・ラブレター――151
70・転院――153
71・東京なんのその――154
72・心臓病患者の死に方――155
73・循環器科医であるからには――157
74・お粗末な救急指定病院――158
75・専門バカ――160
76・神様が休ませてくれる――161

慣らし運転の始まり

77・黄泉なまり――164
78・心の高ぶり――165
79・飲茶――166
80・患者から与えられた自信――168
81・愛妻弁当――170
82・黒丸・黒丸カルテ――171
83・ドジ運転――174
84・メキシコは遠くになりにけり――175
85・新聞の取材――177
86・かわいいスピーチ・セラピスト――180
87・芽だし――182

患者と医者の新たな関係

88・患者の協力――184
89・補助の手――187
90・殿様旅行――190
91・二人の母の涙――191
92・二つの母校、人捜し――193
93・リハビリの余地――195
94・原稿音読――197
95・「まさか私が」――198
96・マイクを友達に――201
97・沖縄のチムグクル、「ご、お」抜きの敬語――203
98・リハビリカラオケ――204
99・バージンロード――205
100・こちふかば――207
101・涙にむせぶ――208
102・ゴンちゃん――209
103・「汗と涙の結晶」――211

結びにかえて――ククル・ル・デーイチ――214

あの世とこの世の境を見る

1・地球大回転

［一九八八年十一月七日・午前十一時］

ちょうど医局のミーティングをしている最中のことであった。突然何かの塊が、左頸筋を下から上へ、顎の脇を通って頭の天辺に向けて、ムクムクと走り上がるのを感じた。途端に、右手と右足がブラブラとなってまったく効かなくなった。体が大きく傾いて、天地が逆さまになった。地球がものすごい勢いで回転した。子供のころに〝グルグル回り〟を一〇回も二〇回もやると天と地が大きく回転した。まさに、そのような感じであった。左手を机に着いて身体を必死に支えた。議題が一区切りしたところだったので、ミーティングはしばし中断となった。

ミーティングは、地域医療部の資料室で行われていた。室内にはいつも長机が五つぎっしりと中央に詰めて置かれているので、ちょうど大きなテーブルのようになっていた。それが部屋を一杯に占領していた。それを仕事机としても、また会議用テーブルとしても利用していた。それを取り巻いて常時八脚ほどの椅子が置いてあった。部屋の両サイドにはガラス戸棚があるため、両端はかろうじて通れるくらい窮屈な状態であった。したがって、腰掛けている人の後ろを通るときには、椅子を引かなければならなかった。

当日は一年のうち最も多忙な時期の始まりの日であった。すなわち、地域医療部が主催する久米島の住民の老人・成人検診の初日だった。この検診は例年二週間続く。久米島は人口一万五〇〇人余りで、沖縄本島の西一〇〇キロメートルの東シナ海にあり、南西航空のＹＳ11型機で那覇空港から二五～三〇分を要する離島である。森講師と安里助手は今朝一便で那覇空港を発って久米島にいた。明日から私と野原看護婦と検査技師の安次富《あしとみ》技官が行く予定になっていた。したがって、このミーティングにはこの三人の他、幸地技官と非常勤職員の宮里技官、玉城技官の計六人が出席していた。全員、長いテーブルを囲んで座っていた。私は中廊下に近い左列の右端に、私の左に三人、そして向かい側の右列に二人が座っていた。幸いにも誰も私のほうを向いていなかった。前の席にいた書記係の安次富技官は、会議の内容をメモしていたので、下を向いたままであった。その隣の幸地技官は、連絡事項の書類に目を通していた。私の側の左端にいた看護婦の野原さんは正面を向いており、野原さんとの間には二人の部員がいたので私を見通せなかった。隣にいた宮里技官は、その隣の玉城さんと何かをしゃべっていた。

私は、しばらく身体を支えるのに必死であった。手を離すと左に大きくグラッと回転して、倒れてしまう。恥ずかしさが先に立ち、みんなに気づかれまいとした。そこで、その場を取りつくろうと、自分から沈黙を破ろうとした。しかし、今まで自分が話していた内容は頭の中から消え去り、何をしゃべっていたか、これから何を話そうとしているか皆目検討もつかなかった。私は何とか今までの続きをしゃべろうと焦った。しかし、口がパクパクするだけで声にはならない。こうして、長い間沈黙が続いたような気がした。しかし、従来このミーティングはフランクな雰囲気で行っていたため、こうした進行は必ずしも不自然ではなかった。ミーティングは私語で騒がしくなった。

私の目の前には、自分でメモしたミーティングの議事項目の用紙が置かれていた。目がその項目の上を滑っていった。

2・消える質問

一〇分位たったであろうか。突然麻痺が解けて、手も足も動くようになり、机につかまっている手が解放された。言葉も出るようになった。「ところでみなさん、何か意見や追加することはありませんか。」部員の誰にも気づかれなかったのでホッと安心した。しかし、議事の進行がどうであったかは見当もつかなかった。私は無意識に立ち上がっていた。目も回らないし、足を着いてしっかり立てた。「……をしてもよいでしょうか。」目の前にいた幸地技官が立ち上がりながら言った。質問が理解できなかったので私は聞き返した。「九階東の……をしてもよいでしょうか。」聞いているそばから一語一語の言葉と内容が頭から消えてしまい、ひとかけらの言葉も残らなかった。不思議な出来事である。「九階の何……？」彼はもう一度繰り返し説明した。あたかもフランス語の会話を聞いているようであった。私は九階という言葉を理解するのに精一杯だった。他の言葉はすべて脳から滑り落ちて行った。人の話を理解するのが億劫なばかりか、何を言われているのか理解することがまったくできなかった。しかし、質問には答えなければいけない。とはいえ、これ以上聞き返すこともできない。不安を感じた。とにかく私は、その場から逃げ去りたい気持ちで一杯であり、居たたまれず二、三歩歩いた。テーブルの端で「よいでしょう」と生返事で答えた。私が立ったので、ミーティングの終了を宣告しなかったにも関わらず、部員一同も立って退散し始めた。

その時である。「リンリン、リンリン……。」目の前の受話器を自分でとった。「小張だけれど、今そちらに行っていいでしょうか？」小張名誉教授からであった。「どうぞ。」私は急いで自分の部屋まで歩いて行った。

私の部屋は中廊下の続きにあって、資料室の三部屋先である。奥に個人用の事務机と椅子が置いてあった。手前に三点セットの片割れの短椅子一脚とお揃いでない小椅子と、低いテーブルが置いてあった。五年ほど前、琉球大学病院は那覇市与儀から現在の西原町の太平洋に面した高台に引っ越してきた。短椅子もテーブルも病院が開設された昭和四七年からのものである。部屋が狭いので長椅子と他の短椅子の一脚は、引っ越しの際にすでに捨てていた。椅子は茶色のビニールカバーがかかった古めかしいものだった。背もたれと肘掛けはあったので座り心地は良かったが、あちこち擦り切れていた。テーブルの上が散らかっていたばかりか、椅子の上にも鞄や書類を置いてあったので、客を迎えるべくテーブルや椅子の上を片づけた。

一昨日、講義棟の大講義室で「国際医療協力」のタイトルで小張教授の特別講義が催された。この講義は、私の担当している医療総論の一環として企画して行った。講演内容は充実しており、彼一流のユーモアに富んだ話で、ほぼ満員の受講者は満足していた。

まもなく小張教授が入ってこられた。「どうぞお掛けください。」「一昨日はどうもありがとうございました。」「こちらこそ、ありがとうございました。」挨拶を交わしたものの、講義内容等に触れる気分的余裕はなかった。私は自分自身の体が不安であり、気が気ではなかった。いつもはしばらく話をされるが、「それでは……」と一言。そそくさと教授は腰を上げられた。

3・妻と娘の誘導

【午後二時】　目眩が突然起きたり、意識障害、場合によると昏睡まで陥りながら後になんら麻痺をも残さず緩解するものに、高血圧性脳症がある。発作当初は、脳卒中とよく間違えられる。

〈一過性の高血圧性の脳症かもしれない。本物の脳卒中かもしれない。〉

私は、急いで野原看護婦に血圧を測ってもらおうと思った。時間はすでに午後二時を回っていた。〈今日もたくさんの患者が待っているであろう。〉気にしながらも毎回の遅刻である。泉崎病院の月曜午後の心臓高血圧外来は、私が担当してすでに十二年になる。那覇市の中心部は人口が密集しているが、大学病院や公立病院がない。泉崎病院は創立五〇年になろうとしている長い歴史と多くの有名なドクターを擁していることから、大学病院以上の多彩、かつ豊富な患者が集まっていて、大学病院若手医師の臨床研修の場として格好の病院である。午後の外来開始は二時である。西原町にある琉球大学病院から那覇市の泉崎病院まで車で約四〇分はかかるので、すでに大幅に遅刻していた。

野原看護婦はすでにミーティングが行われた部屋にいなかったため、資料室のある三階から二階の地域医療部の外来まで歩いて行くことにした。ふらつきもなく、まったく普通に歩けた。地域医療部の医局のドアを開け、大急ぎで廊下を左に、そして右に曲がり、口腔外科外来の前を通り過ぎた。ガラス張りの裸階段を急ぎ足で降りて行った。この階段は大学病院の吹き抜けになっているメインホールの一隅にあり、階上からホール全体が見渡せる。階段の真下にあたる真正面が地域医療部の外来になっている。階段の手すりから下が素通しになっているので、歩行者の上体から足まで階下からも見通せる。そこで私はこの階段を裸階段と呼んでいた。階段の踊り場から窓越しに野原看護婦が見えた。

階下に降りた途端に、突然ＦＪ薬品のプロパーの石井氏に会った。「いろいろお世話になりましたが、このたび転勤になりました。」よほど嬉しかったのであろう。満面の笑みがそれを物語っていた。会社や官公庁を問わず、ヤマトンチュ（本土人）にとって沖縄出張所勤務は厳しいものである。ほとんどが単身赴任であって、いわゆる沖チョンである。彼らは転勤が決まると必ずといってよいほど「沖縄をこよなく愛したのに。沖縄を去るのは寂しい」と言う。口先だけの決まり文句のように思える。表情や態度はそれを隠せない。彼らは、新しい赴任地につくと一本の挨拶状があればよいほうで、ほとんどが音沙汰なしである。「おめでとう。」「どうもご苦労様でした。」おきまりの儀礼的挨拶を交わそうとした。しかし、口を開こうとしたが言葉にならない。もう一度口を開くように試みたが、口がモゴモゴするだけで、どうしても言葉が出なかった。もう一度……。やむをえず何も言わないまま、私は彼が目前にいるにも関わらず頭を下げて手を振った。頭を上げてからもう一度〈ご苦労様でした〉と言ったつもりであるが、頭の中だけでしゃべっていた。四、五回同じことを繰り返した。手の振りが大きくなった。きまりが悪いので手を頭の後ろまで上げて、頭を後ろから二、三回叩いてみせた。同時に右手も左手も上げた。しかも、クニャクニャと大きく揺らしたので、コンニャクのように見えたであろう。そう思うと、一層きまり悪かった。

〈これはいかん。血圧など測定している暇はない。先ほどのようにまた麻痺になるかもしれない〉とっさに感じた。〈ここで倒れては見苦しいし、今のうちに医局のある三階まで戻ろう。〉石井氏の顔はすでに私の視界から消えていた。姿は見えなかったが、代わって幻のように妻と娘の愛倫が階上から呼んでいるようであった。私はとっさに階段を昇り始めた。不思議なことに、私が呼ばれている方向に昇ると、彼女らはより先のほうへ行って私を呼んだ。私は誘導されるように追いかけた。階段を二段おきに駆け上がった。そして早足で廊下を左へ、そして右へ曲がって三階の地域医療部のドアを開けた。部員の前を通って自分の部屋に無事にたどり着いた。

部屋は例のごとくものすごい散らかり方であった。〈もうとても自分で片づける余裕はない。〉そこで宮里技官に、「頼みがあるんだけれど、聞いてくれないか。部屋を片づけてくれ。」正確な言葉で命令した。私はあちこち片づけ場所と片づけ方を指示した。宮里技官が私の視界から消え去った時、妻と娘の愛倫がどこからともなく呼んでいるような気がした。

4・圧縮された走馬燈

「身体の様子がどうもおかしいよ。ドクターを呼んでくれないか。それから、泉崎病院に休診の連絡も……。」状況を察知した安次富技官は、あちこちに電話をかけた。私は自分の部屋に戻って、短椅子のソファーに深く身体を沈めた。何となくホッとした気分になった。頭から煩わしさがすっ飛んで行くのを感じた。初めてゆったりとした気分に浸ることができた。

彼方からフワッと妻の顔が浮かび上がってきた。妻は生まれたばかりの次女、愛倫を抱いて五歳の愛美の手を引いていた。私がメルボルン大学留学中の出来事がはっきりと甦ってきた。私はあの日、メルボルンから夜行列車に乗った。シドニー空港で胸をワクワクさせながら、待ちに待った妻と娘たちに再会した二〇年も前のシーンであった。ことに次女の愛倫は、私の留守中に東京で生まれたので、初めての対面であった。

続いてものすごく圧縮された走馬燈が、順方向にも逆方向にも猛烈なフル回転で頭の中を流れて行った。その次の瞬間、私はシアトルに留学する長女愛美をつれて、ワシントン大学のキャンバスの噴水を通り抜けて、レジストレーション・オフィスに入って行った。父娘だけで幸せな一週間が過ぎた。寂しそうな心細い愛美の声が聞こえた。涙が止めどなく流れた。五年も前の入学式を終え、愛美一人を残してシアトルを去る別れの日のことであった。飛行機に乗る直前にも空港から愛美に電話をかけた。それから四年も経って卒業式のシーンとなった。愛美は卒業式の黒いガウンをつけ、フリンジの入った大学帽をかぶって、フィアンセのエリックと喜々として手をつないで去って行った。一年前の卒業式の日のことであった。

次女の愛倫が初めて喘息発作を起こしたのは、カリフォルニア大学留学のため途中、東京の親戚の家に泊まった時のことであった。その夜は臥床できず、まんじりともせず夜中座ったまま過ごした。あいにくなことに私の父が危篤状態になったため、私は東京に残り、高校二年生の娘が気丈にも一人でカリフォルニアに旅立った。「ダディ、大丈夫だよ」と言いながら涙も見せなかったが、心細かったにちがいない。これは二年も前のことであった。

それから間もなく、東京町田の東雲寺で父の葬式が営まれた。お寺の境内で大勢の参列者の前で、父の骨を抱きながら別れの挨拶をした。涙が止めどなく流れた。感極まったのである。

次の瞬間、中学生の私になっていた。一介の銀行員の父が医学を目指そうとしている中学生の私に、「予防医学こそ将来を担う医学だ」と口癖のように言っていた。戦後まもない混乱した時勢の中で、よくも将来を見据えたものである。あえて父の意志を継いだわけでもないが、生粋の心臓病の専門臨床を捨て、予防医学の道へと大きく方向転換をしようとしていた私にとって感無量であった。

時代は一気に駆け戻った。若いころの父は厳しかった。私は兄弟の中でもことに気が弱かったものだから、竹刀を持たされ、剣道場に通わされた。私が小学生の時のことである。剣道が大嫌いだったので、ついに道場の門をくぐる勇気が出なかった。稽古をさぼって反対方向の電車に乗った。新子安の駅で赤と金の線の入った格好いい帽子をかぶった駅長さんが、私の下駄の切れた鼻緒を繋いでくれた。親父にはついに話さずじまいであった。

「ヒュー、バリバリバリバリ」私は身を伏せた。焼夷弾が私の真横数メートル以内で炸裂した。防空頭巾を被っていたので頭のケガは免れたが、背中や足に大きな破片や岩石がドサッ。私は一瞬気絶した。ハッと気づいて這い出した時には、あたり一面火の海だった。燃える叔母の家を後ろに駆け抜けて、市外れの安部川の河原まで走りに走った。河原には山のように人々が避難していた。「ヒュー、バリバリバリ」低空飛行からの機銃掃射である。私は川の溝に身を伏せた。誰かが持ち出してきた蒲団の中に私を引き込んでくれた。焼夷弾に続く機銃掃射の怖さの上に、溝の水に浸っていたため、身体が冷え切ってワナワナと震えた。蒲団と一緒に潜り込んだ人たちの熱気で身体も心も温められた。小学校六年生。静岡市の伯母の家へ疎開していた時のことであった。

戦後、世の中が十分に平穏になるのを待って両親の元に戻ることになった。長い長い疎開生活を終えて、母親への再会の期待に胸を震わせていた。当時、両親は空襲で焼け出された横浜を去って東京に住んでいた。うだるような真夏の夜の東京であった。父に手を引かれて、横浜で汽車を降りて、なつかしい東横線の電車に乗った。生まれ故郷の白楽の踏切を電車はフルスピードで通り越していった。夜のとばりの中で外の景色は見えなかった。空襲で焼かれた跡が踏切近くにあったはずである。電車は元住吉止まりのため、そこで降ろされた。次の渋谷行きをプラットホームの外れの暗がりの中で待った。母がきっと待っていて、私を抱きかかえてくれるかな！　次の電車が待ち遠しかった。しかし、狭い銀行の社宅には、三人の弟と一人の妹が母親にぶら下がっていた。私の入り込む余地はなかった。

5・たえなる閃光と幻影

どこからともなく誰かが私を呼んでいるような気がした。何やら真っ暗なトンネルの中にいるようであった。遙か彼方にものすごく輝いた白色光の目映い大きな光が見えたかと思うと、一瞬にして光の中へ吸い出された。光の中にぼんやりとした人影は、一瞬にして消え失せた。

私は夢心地の恍惚から苦難の現実に呼び戻された。私はソファーの上にいることに気がついた。外をさまよっていた私は一瞬にして我に返った。「さあこの上に乗って。」公衆衛生の赤松教授の声が聞こえた。彼は高校時代から大学時代を通しての同級生で、最も親しい友人である。私が琉球大学へ来た理由の一つでもあった。彼はすごく慌てていた。ストレッチャーがすでにそこにあった。どうやってその上に乗ったのかは記憶にない。気がついた時には内科の斎藤教授が来ていた。私の手をとって脈をみた。そして胸を開けて聴診器を当てた。彼の顔が見え隠れしていた。ホッとした安堵感が漲ると共に、全身の力が消えた。なんとも言えない安堵感に再びホンワカと包まれて、一種の快感の世界に埋没して行った。

身体がゴトゴト振動したかと思った途端、私はトンネルの中を猛烈な勢いで突っ走った。彼方に目映い光が微かに見えたかと思うと、アッという間に拡大して、一瞬にして外へ吸い出された。この光の強さは今まで見たことのないような強さで、また表現することができないようなたえなる色彩であった。目映いだけでなく、神々しくもあって、目を開けることができないほどであった。ほんの一瞬、優しい女性のような人影がその中に浮かんだかと思うと、たちまちにして消えた。

私を乗せたストレッチャーが、ゴトゴトと振動して資料室の前を通った。この間、私がストレッチャーに乗せられた場所から数メートルしか離れていなかった。ところが、いつストレッチャーを発進し始めたのであろうか。〈恥ずかしい。〉身体を反対に向けて部員に見えないようにした。途端に、私は再び長いトンネルの中にいた。彼方に見えた白色光は、またもや拡大した。その中に大きな格子が見えた。よく見ると、それは廊下の天井の継ぎ目であった。誰かが地域医療部のドアの止めがねをガタガタと音を立てて外していた。資料室から数メートル先だった。

またもや、閃光の中から大きな十文字の格子が見えた。身体全体が空間に引き上げられていくような感じであった。そのはずである。エレベーターの中で階上に向かっていた。今度の十文字は、エレベーターの天井だった。周囲に四、五人が付き添っていたが無言だった。彼らが誰だか確認する気にもならない。この時、私は今まで最も深い快感の中に埋没して行くようであった。

またもや、誰かが私を呼んでいるような気がした。深い長いトンネルの彼方に四方八方に広がる閃光が走った。〈ピカー……〉アッという間もなく、一瞬ものすごい勢いで拡散拡大したので、光源の輪郭は眩しくてわからなかった。真珠様白色であった。うっすらとした幻影が現れて一瞬の間に消滅した。私は幻影と閃光の世界にいたにも関わらず、もともとそこに居たように何の不思議も感じなかったし、それがなんであるか詮索する気も起きなかった。しかし、生死をさまよう人々は、そのようなものによく遭遇すると言われていることを今になって思い起こす。現世に戻ってきた人たちは、それらの体験について、いろいろな証言をしている。それらはあまりにも神秘的なので、人間の言葉・言語による表現での限界を超えている。そこで、それらは彼らの現世において信じる宗教観や倫理観によって大きく修飾を受ける。したがってそれらを、救いを求める気持ちから慈愛に満ちた対象からして観音様と言う人もいるし、マリア様と言う人もあろう。現世を裁く閻魔様と言う人もあろう。

6・トンネルの出口

[午後四時] 私はマリア様からも閻魔様からも断られた。トンネルには簡単に何回も入ったが、ついに出口を見つけることはできなかった。出口には、はっきりした境界はないのかもしれない。

一瞬に開けた眼前には、閃光の中に浮かんだ幻影は、現世の妻の顔にとって変わった。不安に満ちた現実の妻の顔であった。髪は振り乱していたが、見たこともないほどの真剣な顔つきだった。窓から見える日はすでに傾いていたから、午後四時は過ぎていたであろう。点滴がいつのまにか腕に入っていた。右手はそのために動かしにくい。診察中のようであった。いつのまにか内科の斎藤教授ではなく、高血圧症の専門家である柊山《ふきやま》教授になっていた。そのそばに病棟婦長と見知らぬ若い医師がいた。これが主治医との初対面であった。もともと知らなかったのだから仕方がない。後に琉球大学の神経内科における最先端の専門医であることがわかった。

一体何が起きたのであろう？　人々の話をつなぎ合わせて、私がブラックトンネルにいる間に現世に起きた事柄が次第に解明できるようになった。すなわち、斎藤教授の指示と思われるが、地域医療部からも頭のCTスキャンを撮るためにCT室に送られたらしい。その間に私は完全に昏睡に陥ったと後に聞かされた。そうすると、昏睡は二時間ほど続いたと思われる。意識が出てきても、朦朧状態がしばらく続いたものと考えられる。

一方、誰かが脳神経内科の最新鋭で専門医である小嶺医師に相談した。それが誰のはからいであったのか、私には知るよしもなかった。小嶺医師は、柊山教授の所属であるから九階東に入院になったのである。九階東は第三内科の病棟であった。と同時に、四床ではあるが地域医療部の病室もあって、地域医療部の患者も時折入院していた。したがって、幸か不幸か自分の部の病棟に入院したことになる。しかし、最近は多忙に追われて回診をおろそかにすることも多く、私の部の入院患者は、森講師と安里助手に任せることが多かった。そのため嘉手刈看護助手からは、「先生は九階東のドクターではないですよ」と言われて、ワジワジしたのを思い出す。

「麻痺がある。」柊山教授はハンマーを使って上肢と下肢の腱反射を調べながら、一言つぶやいた。続いて麻痺の時に出現する病的反射を調べた。小嶺主治医は賛成とも不賛成とも表現しなかった。私は手も足も動くように感じた。自分で足をおそるおそる立ててみた。へしめた。左右とも手も足も動いているぞ。〉私は〈麻痺はない〉と言おうとしたが、口が動かなかった。一言も言葉にはならず、頭だけが叫んでいた。

その後、右の手足を動かしても力が入らないこと、力を多少抜くとだらしなくダラッと下がってしまうことがわかった。つまり、不全麻痺に気づいたのである。完全麻痺はビクとも動かないのに比し、不全麻痺は多少なりとも動くものをいう。不全麻痺は程度の差が大きく、完全麻痺に近いものからほとんど無視できるほど軽いものまで幅が広い。もちろん、本人の努力次第ではあるが、不全麻痺でも程度の軽いものは、リハビリによって回復する可能性が大きいのは当然である。

7・何のためのアンギオ（血管造影）か

「アンギオをやりたいのですが、どうでしょうか。」小嶺主治医が現れた。発作当初とは比較にならないほど、私の思考力は甦っていた。申し出の内容も「イエス、ノー」を要求する単純なものであったし、断片的な短い用語による応答だったので、まだウツラウツラしていたが、申し出の内容はすべて聞き取れた。また、完全に理解できた。

〈脳卒中になって、こんなに早くアンギオをやるなんて危険ではなかろうか。脳出血であれば、より出血を増悪してしまう。もし血栓であったら、血栓は柔らかいから崩れやすいだろう。それに血栓部が出血を伴っているかもしれない。そこへ高圧をかけて造影剤を注入すれば、造影剤が血栓をすっ飛ばすこともあり得る。それを脳のより重要な部分へ押し込んだりすることもある。血管を突き破ることもある。〉いろいろな不安に思いめぐらせる。

アンギオをするには、まず足の付け根のところでドキドキと強く拍動している場所を探り当てる。これが股動脈である。そこに注射の要領で太い針を突き刺す（穿刺する）。そこから、数ミリの太さのテフロンでできた細長いカテーテルを股動脈へ押し込む。動脈内部は血液が通っているだけの管であるから、手で押していけば大動脈内を血液の流れに逆行するだけで、抵抗なく頸動脈にまでカテーテルを押し進められる。レントゲン透視で、カテーテルが頸動脈に入っていることを確認できたら、注射器を接続して造影剤を注入する。

私自身は循環器科医師なので、国立東京第二病院やメルボルン大学病院や琉球大学病院で、長年にわたってさんざん心臓カテーテルや心血管造影を行ってきた。その一連の光景を思い浮かべた。なぜなら、脳血管造影はカテーテルを脳の入口にあたる頸動脈から造影剤を注入して、脳血管の走行の連続写真を撮ることであるが、心血管の写真を撮る心血管造影や心臓カテーテル検査の場合は、心臓内や心臓周辺の血管内にカテーテルの先端を置く。つまり、場所が違うだけでやり方、つまり手技はどちらも同じだからである。

私は、脳卒中を専門とする脳神経内科医ではない。しかし、脳卒中は一種の血管の疾患だし、高血圧との関連は深い。また、心臓弁膜症の時に心臓内血栓をよく生じる。それが脳の血管へ流れて行って、脳の血管が詰まった場合を脳栓塞と呼ぶ。脳栓塞も脳卒中の一種である。したがって、脳神経内科と循環器内科は密接に関係している専門領域である。こうした場合は、病状が落ち着いてから心臓カテーテルや脳血管造影をやったものである。

単にアンギオの承諾のみではなく、何のためにアンギオをやるのか説明がほしかった。かえって、不安と憤慨が入り混じった。〈すでに脳のＣＴを撮っているし、それによって一目で脳血栓か、それとも脳出血かはわかっているはずだ。障害部位もＣＴで確実につかめているはずなのに……。〉脳のＣＴ

は、患者になんら危険な障害を加えることなく、十分な情報が得られる検査である。アンギオから得られる情報は異なるものの、危険性に関しては雲泥の差がある。〈手術をすることを前提に、手術部位を正確に把握するために造影をするのであろうか。それとも、大学病院は研究病院だから、いうなればモルモット的に単にデータを揃えるために行うのか。〉いろいろと想像をめぐらせた。結局、〈だめ押しのためにやるのであれば、やらなくてもよいのではないか〉の結論に達した。言葉が出ないから質問することもできない。しかも、右麻痺であるために筆談もできない。私はやむなく単に首を横に振った。

8・イントネーションだけでしゃべる

妻が呼ばれて小嶺主治医と一緒に部屋を出て行った。記録室まで行ったのだろうか。しばらく戻ってこなかった。一人残された。この時間は非常に長く感じられた。部屋に誰もいなくなった。〈思い切って声を出してみたらどうなるのか試してみよう〉と思った。「アアアアア……。」「アアアアアア……。」〈ア〉と〈オ〉の中間音だけである。私は途方にくれた。これが運動性失語症というものだ。〈これは大変なことになったぞ。〉心の中だけで考えているのだから、錯覚しているのだ。しゃべっているつもりなのだ。〈一生しゃべることができなくなったらどうしよう。〉筆談ができてもそれではまどろっこしいし、臨床医としてはまったく致命的だ。解剖や試験管だけを使う人や基礎医学者なら言葉がいらないとしても、臨床医はことに意思の疎通が大切だ。うまくしゃべって説明するのが、内科では必須条件だ。〈もう医者としてダメになるのであろうか？　お先真っ暗。〉それでは、生きる望みも価値もない。

静岡の伯父のことを思い浮かべた。戦争中、小学生の私を二年以上にわたって父親代わりに面倒を見てくれた伯父である。急の知らせに静岡に駆けつけた時、彼は昏睡状態で大鼾をかいていた。脳出血だった。丸二日後昏睡から覚めた伯父は、右半身完全麻痺で言葉を完全に失っていた。ところが、伯父の家近くの静岡済生会病院に、国立東京第二病院の看護学校での私の教え子であった設楽さんら三人が看護婦として働いていた。不幸中の幸いとはこのことである。私は内科の医師でもあったが、長年にわたって国立東京第二病院の看護学校で循環器病学と看護英語の講師をしていた。今でも、多くの卒業生が全国各地で活躍している。彼女たち三人は、入院中のケアはもとより、退院後も交替で巡回して自宅を訪問し、食事やおむつの交換や清拭などを行った上、リハビリの機能訓練も親身になって面倒を見てくれた。昭和三七年から三八年ごろだったから、当時は現在のようなデイケアなど思いもよらなかった時代である。したがって、巡回在宅ケアは特例だった。伯父は何回か入院退院を繰り返したあげく、ついに歩行が不可能なまま退院した。家の中を這って移動していた。そして、数年後に亡くなった。伯父は生きていた数年間というものただ一言「一本」だけが言えるようになった。タバコは吸わなかったので、お酒一本だったのかもしれない。元来我慢強い伯父であったが、時々イライラしているのを顔つきから感じた。どんなに我慢していたことだろう。そんな責め苦を負うなんて恐ろしいことだ、と思った。

私は無性にしゃべってみたくなった。〈陽子、愛美、愛倫……。オシッコ、ゴハン……。〉〈ボケて人の見分けもつかなくなる前に、せめて自分の目でしっかり確認できるうちに、娘たちにひと目会いたい。それにしても、こんな惨めな姿を見せたくないものだ。〉しばし一人で呆然とした。そして、ふと我に返った。悩みに悩んだ。情けないと思う一方で、どうしてこんな責め苦を受けなければならないのかと思うと、怒りがこみ上げてきた。悲しみが怒りになった。

その一方で、開き直りの気持ちも出てきた。「なったのは仕方がない。クヨクヨしないでそこから這い出すことを考えなければ……。クヨクヨしていたらより状況を悪くしてしまうさ。」なんの時だったろうか。以前に聞いたある私の患者の声である。患者は医者にとって鏡である。医者は、患者からいろいろなことを教わる。直接それを言い表す人もいるし、また患者の状況から間接的に読みとることもある。その患者が「悲しいときは泣くな。悔しいときは泣け」と言ったのをはっきり記憶している。それは「何もしないで悲しんで泣くな。やってできない時に初めて悔し涙を流せ」と言うことである。努力したら何か道が開けるかもしれない。

「アアア　アアアアアアア　アア　ア。」「アアア　アアアアアアア　アアアアア　アア　ア。」捨て鉢になって声を出している時にふと考えついた。音にもリズムがあるのだ。「アーア、アーア……」でもイントネーションとリズムがつけられるのに気がついた。これは開き直って、かえって冷静に状況を観察できた発見であった。〈これは、言語障害を克服する一つの突破口かもしれない。努力に努力を重ねて、必ずしゃべってみせるぞ。〉

9・左手の筆談

国立東京第二病院の脳外科の渡辺医師は、私の一年先輩であった。彼は膀胱癌のため三〇歳で亡くなった。彼の子供たちは小さいのに気の毒だった。アンギオによる放射線被曝が原因だったかもしれない。心臓カテーテルやアンギオの検査の時は、放射線の被曝量が結構高い。成長の盛んな臓器や生殖器はことに放射線障害を受けやすい。そこで、それを避けるため、患者には局所に鉛のプロテクターをかぶせたりした。医師や技師用として、放射線を防御する盾のような鉛板の防護囲いを工夫したりもしたものである。

被曝量は物理の法則に従って、距離の二乗に反比例する。患者は検査を受けるときだけだが、検査を行う医師や看護婦、技師たちは、終始レントゲン室内にいるので、被曝量をできるだけ少なくする工夫が必要である。そこで、造影剤の注入を遠隔操作で行うことができるように工夫している。しかし、遠隔操作ができない場合には、注入係をできるだけレントゲン管球から遠い位置にするために、隣室に届くような長いテフロンチューブを考案したりした。大学病院では、そのような心遣いが足りないのではないかと疑問を持った。しかも検査は、必要なものだけに留めるべきである。

【午後六時】「何とかアンギオはできませんか。」小嶺主治医がスッと部屋に入ってきた。妻も続いて入ってきた。私は両手の人差し指を交差させて、バツのサインを何回も送った。「どうしてもいやだと言っているのですから……」と妻が代わって断った。「奥さん、やるように説得してくださいね。また来ます」と言って立ち去った。

何回目かのアンギオの申し入れの時であった。ふとの脳外科の六川教授の顔が浮かんだ。〈琉大で脳の専門家は六川教授である。彼なら的確な判断をしてくれるだろう。〉発音ができないので、指で文字を宙に描いてみようとした。しかし、右指は文字が書けるほど思うような力が入らなかった。

私は左指で〝六〟と書いた。簡単な漢字なので人々は容易に理解してくれた。「六と書いているよ。」「六川教授のことだ。」人々はすぐ感づいた。これだけでよく理解したものである。「六川教授は大阪に行っていて今日は帰ってこられないそうです。」医師と看護婦の会話は明瞭に理解できた。〈この大事なときについていないな〉私はガックリした。

しばらく妻は慌ただしくあちこちと走り回っていた。スリッパや箸は安次富《あしとみ》技官が届けてくれたし、パジャマや洗面道具は病棟のものを借りていたが、個人用を購入するように話があったのだろう。妻が買い物に出かけようとしている時のことであった。「アンギオの承諾をしましたか。」またもや申し入れがあった。窓越しに暗闇が見えた。すでに夕方六時か七時になっていたのであろう。病院の売店が閉まるころで、妻は慌てていた。私は〈こんなに熱心に申し入れをするのはアンギオが緊急に必要なのかもしれない〉と思うようになっていた。しかも、夜になってアンギオをやるとしたら、夜間の緊急検査になる。また、残業するやら緊急招集になるやら、しかも不測の事態も起こりかねない。医師や看護婦や技師も寝不足になるし、深夜になればなるほどますます不利である。私は諦めを通り越して、もうまったく開き直りの状態であった。〈どうでもいいさ。なるようにしかならない。失敗したら失敗したまでだ。やったら、かえってよい道が開けるかもしれない。しょうがないからやらせてやろうか。〉観念して首を縦に振った。ドクターたちは歓喜した。「さあ、アンギオの準備だ……。」

10・毛を剃りましょう

「毛を剃りましょうね。」ナースが剃刀を持って慌ただしく部屋に入ってきた。下着を脱がされて、パンツを取られてすっかり丸裸にさせられた。下半身がスウスウして鳥肌がたった。

アンギオ用カテーテルは、セルディンガー法と言って股の付け根で強く脈を触れる部分、つまり股動脈をめがけて二重になっている太い針を突き刺す。血管内に十分入ってから、内側の針(内針)を抜く。そうすると、外側の鞘が血管内に残る。次に外側の鞘である外套の中を通して噴出する動脈血の中に、フレキシブルなマンドリン線を押し込んで行く。楽器のマンドリン線の太さで、構造も同様で、二重コイルになった弾力性の強いワイヤーである。材質はステンレスで、外側が合成樹脂のテフロンでコーティングされている。テフロンが血液の凝固を防ぐからである。それを我々はガイドワイヤーと呼んでいる。なぜなら、このワイヤーに沿ってカテーテルを誘導していくからである。ガイドワイヤーが十分奥深く血管内に入ったところで外套を抜く。そうすると、血管内にはガイドワイヤーのみが残る。次にガイドワイヤーの外側に沿って、三ミリほどの中空の長い管、カテーテルを大動脈内に押し込む。それを頭に行く頸動脈まで押し進めてから、中のガイドワイヤーを抜く。次にカテーテルに注射器を接続し、手動で造影剤を注入して造影剤の走行をレントゲン透視の画像を見ながら頸動脈に入っていることを確認する。そこで、注射器を高圧用注射器に取り替え、圧力を加えてこの中空になった内腔を通して造影剤を注入して、造影剤の走行をフィルムや連続写真に撮るのである。

アンギオの検査のためには陰毛が邪魔になるので、全部剃り落とす。それだけで寒々とする。キルティングやタオルケットの上掛けがあるとはいえ、パンツを取ったまま数時間放置されたのではたまらない。「風邪をひけ」というようなものだ。ドクターも現金なもので、アンギオの許可が取れた途端にまったく現れなくなった。

この間、実に四時間も経過した。アンギオの用意にしては長すぎる。多くの検討とディスカッションがあったのだろう。アンギオの許可が得られたものの、至急アンギオをやるべきかどうか？　アンギオによる危険性をどう回避するか？　最も重大な問題は手術をやるべきか、やるべきでないか。つまり、手術の適応についてだったのだろう。脳の外科と内科との間で論争が華々しく熾烈であったと後から聞かされた。そのために、何はともあれアンギオによる裁定が必要だったのだ。

［午後十時］　夜十時を過ぎてやっとアンギオを撮ることになり、ストレッチャーに移された。自分で腰を持ち上げてストレッチャーに移ろうとしたが制止された。やむなく周囲の人々に身を任せた。エレベーターで二階まで降りた。長い廊下を突き当たって左へ曲がった。トップリと夜の帳が降りて、廊下では部外の誰にも会わなかった。

心臓カテーテル室のシャーカステンに明るく電灯がついていて、頭のＣＴの写真がチラッと見えたような気がした。〈頭のＣＴをいつ撮ったのだろうか。〉まったく記憶がなかった。意識がないうちに

ＣＴ室に行って撮られたのだろう。

自分の頭部ＣＴをぜひとも見たいと目をすえたが、見ることはできなかった。気がついたときには眼鏡は外されていた。また、寝たままでは視界が十分取れない。しかも立っているドクターの身体に遮られていた。ＣＴの映像は特に小さいので、普段でもそばに行かなければ、健常の目でもはっきりと見ることはできない。

アンギオをやる三人の医師たちは、被曝防御用プロテクターを着用してから〝手洗い〟を行った。〝手洗い〟とは、便所のことではない。医師や看護婦等が手を洗って殺菌消毒することを言う。手の先から上腕まで丁寧に消毒液を使って、殺菌たわしで二回も三回も洗う。そして、消毒したゴム手袋をつけて手術着を着る。

11・無神経方式

ストレッチャーから心臓カテーテル台に移された。我々は略して心カテ台と呼んでいる。薄いシーツが敷いてあるものの、心カテ台は板敷きである。心カテ室は冷え冷えとしているので、ことに寒いし、腰も痛くなる。そこで私は、心臓カテーテルの時は、患者のことを考えて、いつも台の上に毛布を敷くことにしている。血液などによって汚れると洗濯が大変になるので、その上にラバーシーツを敷き、さらにその上に白いシーツを敷くことにしていた。

しかし、この心カテ台には何も敷かれていなかった。板の上に寝かされた。その上、冷たい台の上で下半身丸裸にされて消毒された。腹部から下半身大腿部までヨーチンを広範囲に塗ってから、さらにハイポアルコールで消毒する。ただでさえ寒いのが、アルコール入り消毒液で消毒されると、アルコール蒸発で熱が奪われるから一層震えが止まらない。布を掛けるのが遅くてもどかしかった。

ズブズブ。股動脈に針が刺さった。動脈の穿刺は予想していたほど痛くなく、しかも簡単だった。〈当たり前だ。私の股動脈の拍動はよく触れる。一発で入らなかったら懲罰ものだ。〉内針を抜いた。シャー。音を立てて生暖かい血液が大腿部上に噴出し、ヌルヌルするのを感じた。噴水のように出血した。マンドリン針を入れるのが遅く、もどかしかった。型のごとくカテーテルが動脈内に押し入れられた。カテーテルが腹部大動脈を逆行して入って行くところまでは感触があったが、それ以上の胸部大動脈から頸動脈への走行はわからなかった。頸動脈に入ったらしい。医者たちが手を休めた。

技師がアンギオのフィルムを大きなパトローネカセットに詰める間、しばし待たされた。四つ切りの大きなフィルムを二〇~三〇枚入れたカセットを撮影用のフィルム箱に挿入した。「ゴトゴトゴト」カセットから撮影箱へフィルムが自動的にセットされた。心カテ台から身体を上にずらされて、首から頭がアンギオ用フィルム箱の撮影面の上に乗せられた。幅三〇センチぐらいの箱である。〈相変わらず原始的なやり方だ。自動的に動かせる装置ぐらい作れそうなものだ。〉

注入係の医師を残して全員が控えの間に退避した。医師や技師たちが、レントゲンによる放射線被曝をできるだけ避けるためである。患者の撮影局所以外はことに外陰部は大切な睾丸があるので、〈被曝用の鉛の前掛けでプロテクトしてくれてもいいのに。〉大学方式の無神経さに不満と諦めを感じた。

多くの患者が言っているように、〈注入されるとともに頭がカーッとなるのであろうか?〉私自身が、アンギオをやられるのは初めての経験であった。

「一、二、三」の号令もかけずに、いきなり注入されてしまった。撮影しているのを機械の音から感じとった。特別の熱感も頭痛も特別の違和感も一切なかった。撮り終わると、技師がカセットをフィルム箱から抜き取り運んでいった。私の身体全体が撮影箱上からカテーテル台に引き下げられた。全員現像待ちとなった。長い長い待ち時間であった。

小嶺主治医の口数は少なかった。医師たちの間にほとんど会話がなかったのは、彼の性格的なせいだろうか。それとも、私に悟られないようにするため、あえて話さなかったのだろうか。しかし、医師たちの話し声が時たま聞こえた。私の神経は尖っていて、普段より一層声が頭に突き刺さって聞こえた。どうやらCTについての話しであった。私はその中から脳血栓の範囲が意外に広いことを感じとった。私が最も気にしていた手術に関しては、アンギオ中には彼らは一言もしゃべらなかった。

長いこと待ったあげく、ようやく現像した写真が現れた。シャーカステンに置いて見るのかと思ったら、医師たちは天井の電灯で透かして見ているようであった。私には首を伸ばしても見ることはできなかったし、あえて見る気力もなかった。〈なるようにしかならない。〉観念し、居直った感じであった。しばらく小声でコソコソと話した後、小嶺医師が顔をのぞかせた。

「もう一度撮影しましょう。」第一回目と同じやり方で造影撮影が行われた。「二回の撮影はよくあることだ。」今度の現像時間は、もっと長く感じられた。

12・シビン

［午後十一時三〇分］　心カテ台上で待たされること四〇～五〇分にも及んだであろうか。医師たちは、コソコソと小声で話していたが聞き取れない。それよりも、私自身イライラしてきたからであろう。〈こんなに長いアンギオなんてあるのだろうか。何をやっているのか。もう開始して一時間三〇分は経ったたろう。〉

それもそのはず、待っている時間があまりにも長かったので膀胱がパンパンになってきた。アンギオを始める前に排尿をしたのにどうにも我慢できない。

こうなると、居ても立っても居られなくなる。ずっつもっつした。「どうしたんですか？」看護婦が声をかけてきた。〈オシッコ出たいの。これをどう表現したらよいのだろう。〉「頭が痛いのかしら。湯たんぽでも入れましょうか。」造影剤で強い頭痛を訴える人は結構あるし、発熱してガタガタと震える人もいる。〈違う。オシッコなんだけれど、困ったな。シビンを持ってきてもらっても出ないだろうから。〉「腰が痛いのかしら。」〈腰が痛いのは痛いが、それどころではないほど腹が張って苦しい。何とかしてくれ。〉イライラしながら私は首を横に振った。

「もう少しですから我慢してください。」〈何分待つのかわからないのに。医師に聞いてから言ってくれ。とにかく、どうにもこうにも我慢できないんだから。〉点滴と造影剤のせいで尿が近くなって、膀胱が満タンになっていた。〈オシッコが出たいとは、一体どう伝えたらよいのだろう。〉もともと口の不自由な人は手話でうまく表現できるが、突然の言語障害者は困ったものだ。

最後に、膀胱の上を叩いてみせた。「お腹が痛いのですか。」「……。」「あ……。オシッコですか。」わかってもらえるまで長い時間がかかった。「困ったね。もう少しだから我慢できませんか。」もう一度お腹を叩いて首を横に振った。カテーテル室に残った医師たちは別室に出て行った。シビンが届いた。しかし、寝たままで小便をした経験はなかった。案の定、いくら陰茎をシビンに押し込んでも、ただでさえベッド上で尿を出したくないのに、検査台の上ではとても出るはずはなかった。〈こんな所では出るはずはないよ〉心で言った。

少し上半身を起こしたら出せるだろうと思った。「起きてはダメですよ」と看護婦が身体を押さえ込んだ。股動脈にカテーテルが入ったままだから局所から出血すると困るので安静が必要なのはわかる。〈しかし、尿を何とか出したいものだ。〉こうなると、意識して気張ってもますます膀胱括約筋が閉まってしまう。

年齢のせいで、前立腺肥大も多少はあるだろう。しかし、心カテ台の上で点滴液は容赦なく入ってくる。膀胱の中に尿が滝のように音を立てて流れ込んでいくのが目に映るようである。ゴム風船がはち切れる寸前になっているのに、膀胱の出口がきつく絞められているのだ。

「もう出ましたか。まだ出ませんか。」「もう少し待ちましょうね。」シビンに一滴も入っていないのを確認して医師が言った。「もう一回造影しましょう。」〈そんなのはどうでもいいのだ。〉私はむしろシビンのほうに執心していた。

13・失語症はバカではない

「もう一回造影しましょう。」アンギオの結果の説明もなかった。〈まさか、失敗したのではないのだろうか。なぜ、もう一度造影しなければならないのか。〉何も言えないだけに不安が募る。膀胱がパンパンになって、尿が出なくて苦しく、欲も得もない。〈アンギオなんてどうでもいい……。〉

硬い板の上に寝かされていたため腰が痛く、どうにも我慢できない。腰が棒のようになった。右側に腰を浮かせたり、左側を少し持ち上げたりした。動くたびに「動いてはダメ。安静に」と看護婦に押さえ込まれる。押さえ込まれれば押さえ込まれるほど痛くなる。「この患者はわがままだからいけない。」〈何がわがままなのか。腰が痛いと言ってるのに。〉もう一度造影するのなら、せめていったん腰を上げてから体勢を直したかった。そうすれば、何とかできるかもしれない。両足を立てて上半身をやや持ち上げてみた。みんなで起きないように一層強く押さえ込んできた。おかげでますます腰が痛くなった。「この患者は我慢ができない人だ。」「わがままだ。」周囲の人は口々に言った。

〈人をバカにするにもほどがある。失語症、言語障害の患者はバカではない。すべて物事がわかっているのだから。少なくとも聞こえるように言うべきではない。今にみていろ、いつか仕返しをしてやるから〉と大声で言いたかった。〈チクショウ。言語障害や麻痺の患者はこうしてバカにされるんだ。そして、我慢に我慢をしている。そのうちに我慢する気力もなくなり、やがて寝たきりになり、頭も使わないものだから、本当にボケて駄目になって闇に葬られるのだ。結果、周囲の人々は最初からボケていてバカになったのだと決めつけている。患者のこの悔しさが身にしみて感じた。この気持ちこそ、医師や看護婦は十分理解しなければならない。健康者にもわかってもらわなければ。〈若い奴らだって、いつかはこうなるのだから、その時に後悔するな。他人のことだとたかをくらないほうがよい。〉

〈腰が痛い。〉一瞬たりともじっとしていられなくなった。〈このヘタッピ野郎。〉上半身をやや上げ加減にして腰を持ち上げた。みんなで起きあがれないように一層力強く押さえ込んだ。私は押さえられている腕を持ち上げて、満身の力で上半身を半分以上起こした。〈このまま起きることができたらどんなに身体が楽になっただろう。〉それはたった一回だけだったが、身体がスッキリした感じであった。「止めよう。どうしても抵抗してやらせないのだから。しょうがない。」人をバカにしている口振りだった。これならもう一回できそうだった。しかし、腰が落ち着いたからやってもよいとも言えなかった。〈それにしても、上半身を思い切り起こせて腰を十分に浮かして左右に動かすことができたら……。そして柔らかいベッドに戻れたらな……〉その思いで頭が一杯だった。

後からわかったことだが、前の二回の撮影は頸動脈の造影で必要なことだったが、三回目は椎骨動脈の造影で、どちらかと言えばついでのダメ押しの検査で、絶対不可欠ではなかったという。

造影の結果については、ついにカテ室では説明を受けることはなかった。また、私から写真を見せるように申し入れることもできなかったし、結果を聞くこともなかった。

14・運動神経は左右逆で逆立ちしている

血液は心臓から大動脈弁を通じて、大動脈に駆出される。大動脈は胸の中央を頭のほうへ向かって上行する。この部分を上行大動脈という。まもなく弓なりに一八〇度転回する。この部分を大動脈弓と呼んでいる。続いて、足のほうに向かって下向きになる。この部分を下行大動脈、胸部から腹部を真っ直ぐ下がって、やがて両下肢へ行く股動脈に分かれる。大動脈弓で三本の大きい動脈が枝分かれする。初っ端の枝は、右上に向け分岐する。名のない動脈という意味で無名動脈という。この動脈は、ほんの二センチの短距離でまもなくそれが二つに分かれる。右上肢に行く右鎖骨下動脈と、頭部の右半分に血液を環流する右総頸動脈である。左半身へは無名動脈のような頭と上肢への動脈が、一本の本管として出て行くのではなく、別々に分岐する。すなわち、手前が大動脈から直接左頭部の半分に行く左総頸動脈である。次が左上肢に環流する左鎖骨下動脈で、三番目の枝として分岐する。

頭部に行く左右の総頸動脈は、それぞれ脳の大半の血流を司る内頸動脈と顔面などの頭部表面に行く外頸動脈に分かれる。一方、左右の上肢に行く左右の鎖骨下動脈から最初の枝として椎骨動脈が分岐する。左右の椎骨動脈は、一本に合流してきて脳底動脈となる。それが頸部の後方から上昇して、脳血流の後ろの一部を担当する。左右の内頸動脈は太いが、脳底動脈は細い。これらの三本の動脈は、脳の底にあたる脳底部でいったん合流して、サークルを形成する。すなわち、左右と前後の血管同士が連結するのである。これをウイリス輪という。サークルへの血液の大半は、主に左右の頸動脈より

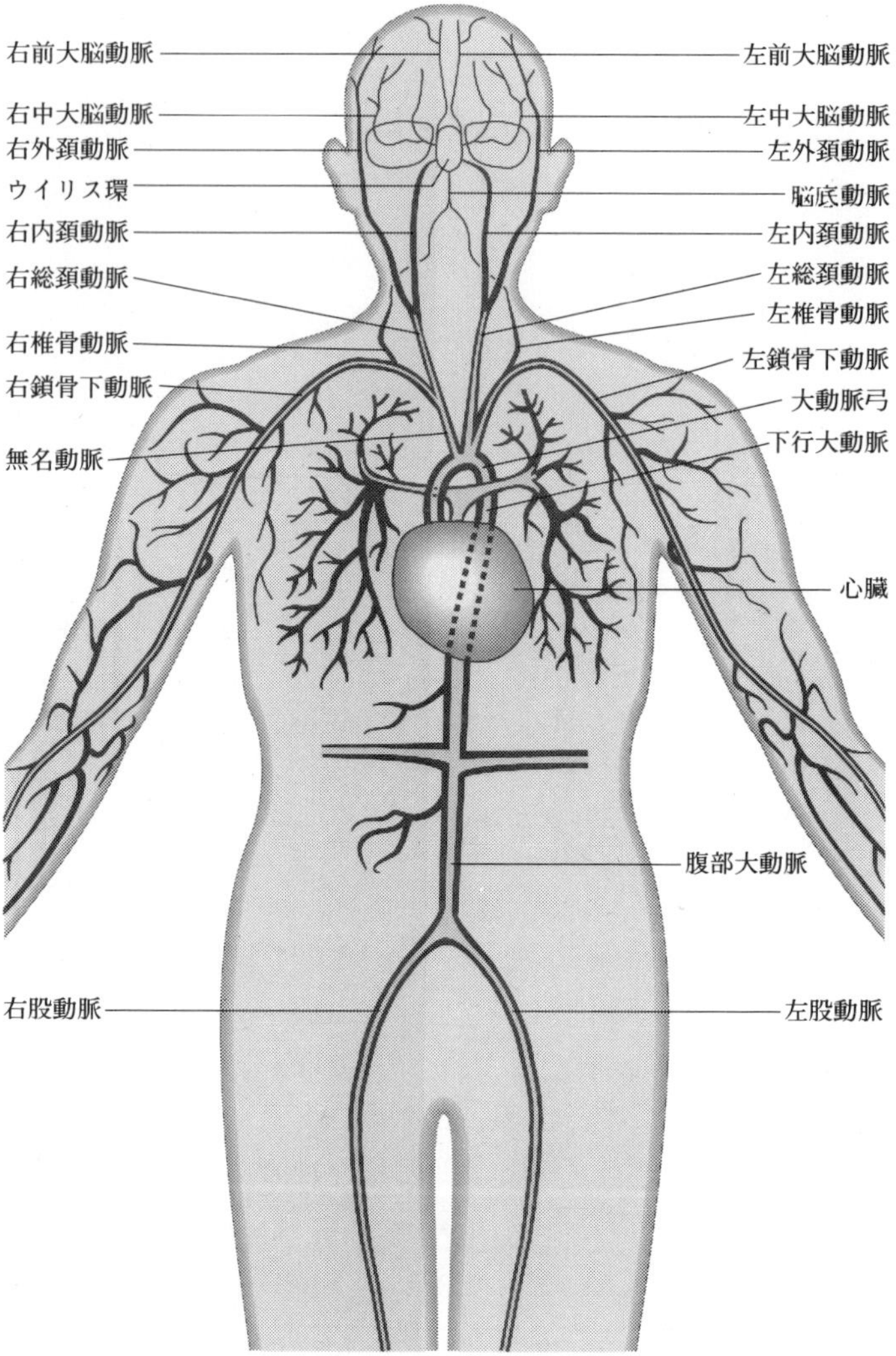

心臓・動脈系の図：大動脈弓から無名動脈へと左総頚動脈と左鎖骨下動脈が枝分かれする。無名動脈は右総頚動脈と右鎖骨下動脈に分かれる。それぞれの総頚動脈が内頚動脈と外頚動脈に分岐する。

供給され、細い脳底動脈よりの流れは一部分に過ぎない。そのサークルから左右の前大脳動脈・中大脳動脈・後大脳動脈として六本の枝に分岐して脳内に血液を送っている。中大脳動脈が大脳の最も大切な部分に血液を送っている。

脳出血や脳血栓は、中大脳動脈に起こるのが最も多い。中大脳動脈は他の動脈に比べて、内圧つまり血圧の影響をもろに受けやすい。さらに、中大脳動脈は分岐してまもなく、急角度で反転して曲がり、上下左右に蛇行する形となっている。つまり、この部分に負荷がかかりやすい。

脳の中央には、脳脊髄液が貯留している第三脳室がある。大脳は右と左に分けられている。脳は頭蓋骨の中にビッシリ収まっており、半球形なので半分の球、半球と言われている。それが、第三脳室を中心として左右対称になっている。したがって、それぞれを右半球、左半球と呼ぶ。そこには、身体の運動や知覚のみでなく、すべての臓器機能の各種の重要な役割を担う神経細胞が集団をなして脳内各所に局在している。それらを神経核と呼んでいる。

神経には、末梢神経と中枢神経とがある。神経痛等の言葉で使われている神経は、末梢神経のことである。これらの手足に行っている神経、つまり末梢神経に対し末梢神経をコントロール支配している神経を中枢神経と呼んでいる。中枢神経は、脳や脊髄の中に存在している神経核がその役割を演じている。したがって、形態上からは神経核と呼ぶが、機能的には中枢神経と呼ぶことが多い。

両半球には、共に第三脳室の側方に内包と呼んでいる部分がある。同部には上肢や下肢等、全身の筋肉の運動を司る重要な脳の運動神経中枢からの神経路が存在する。その中枢は、当然、中大脳動脈から血液の供給を受けている。そのため、この動脈がやられると、運動中枢の神経細胞が死滅するので、やられた反対側の半身の麻痺、すなわち、半身不随が起こる。左脳半球がやられれば右の麻痺、右脳半球がやられれば左の麻痺となる。なぜなら、中枢神経からの刺激を伝える伝導路は脳の下部にある延髄で左右交差しているからである。

さらに、運動神経核の分布は逆立ち、つまり倒立している。下から、頭部・上肢・胸部や腹部の軀幹・下肢の順に部位別の運動機能を支配している。したがって、やられた部位と範囲とによって麻痺の部位と範囲が異なる。片方の上肢だけや片方の下肢だけの麻痺を単麻痺と言っている。また、程度によって完全に動かなくなって、ダラッとしたものを完全麻痺、多少動くものを不完全、すなわち不全麻痺と言っている。

運動神経は、中枢から末梢に向かって命令を送って筋肉運動を支配している。一方、知覚神経は末梢で感受して感覚を中枢で送って感知する。皮膚の感覚には、触れた感触である触覚と、痛みを感じる痛覚、熱さや寒さを感じる温覚や冷覚の他、押された感じの圧覚や振動する際に振動覚等がある。これらの中枢は、運動神経の真後ろにあって、運動神経同様、左右に交差し、また部位別に倒立している。

運動麻痺と知覚麻痺は、脳が広範囲にやられれば同様に同時に起こるが、障害部位と範囲によって運動麻痺と知覚麻痺は分離して現れることもある。

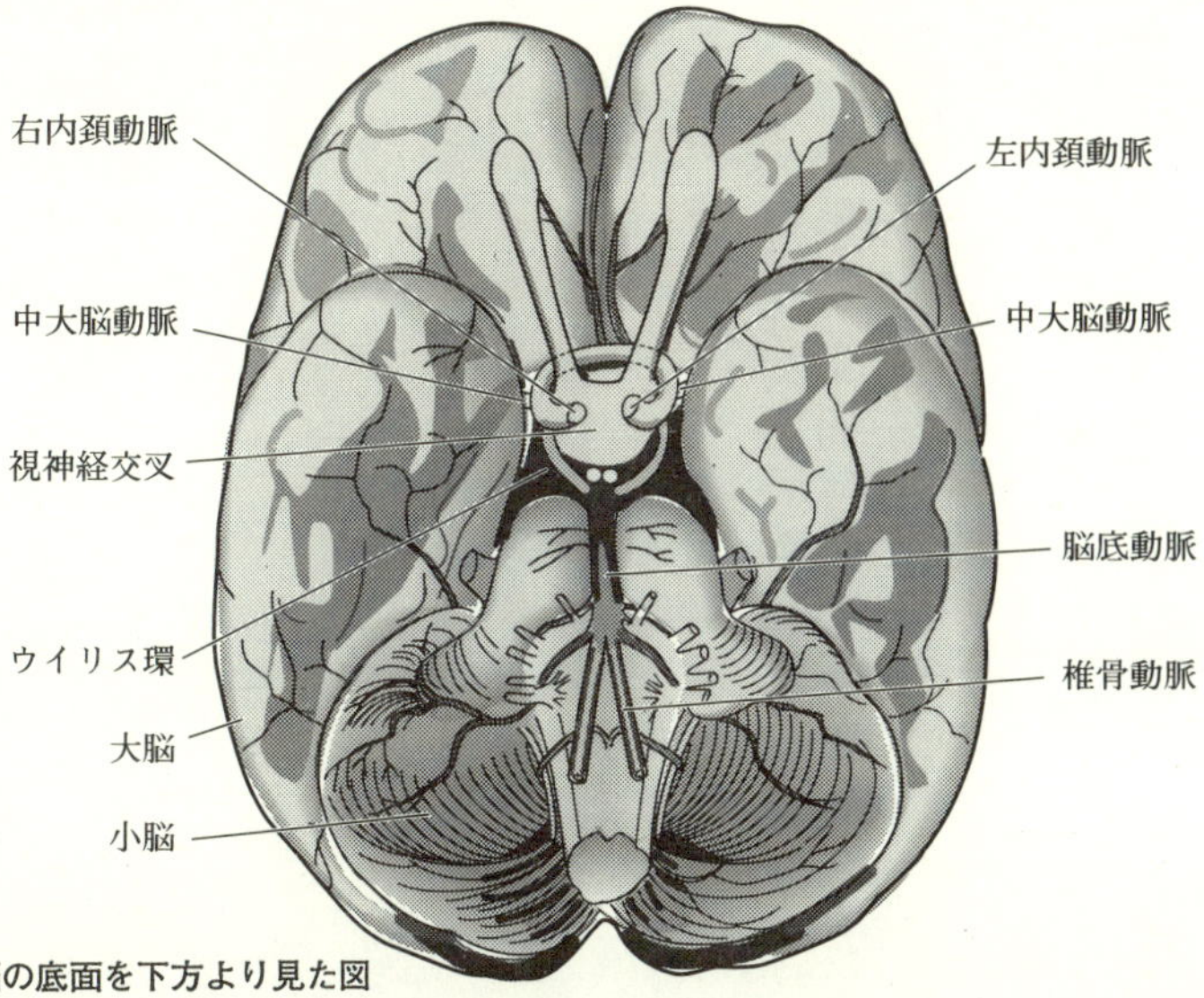

脳の底面を下方より見た図

ウイルスは左右の内頸動脈と脳底動脈が合流してできたサークルである。延髄部で脳脊髄神経環は左右交叉する。

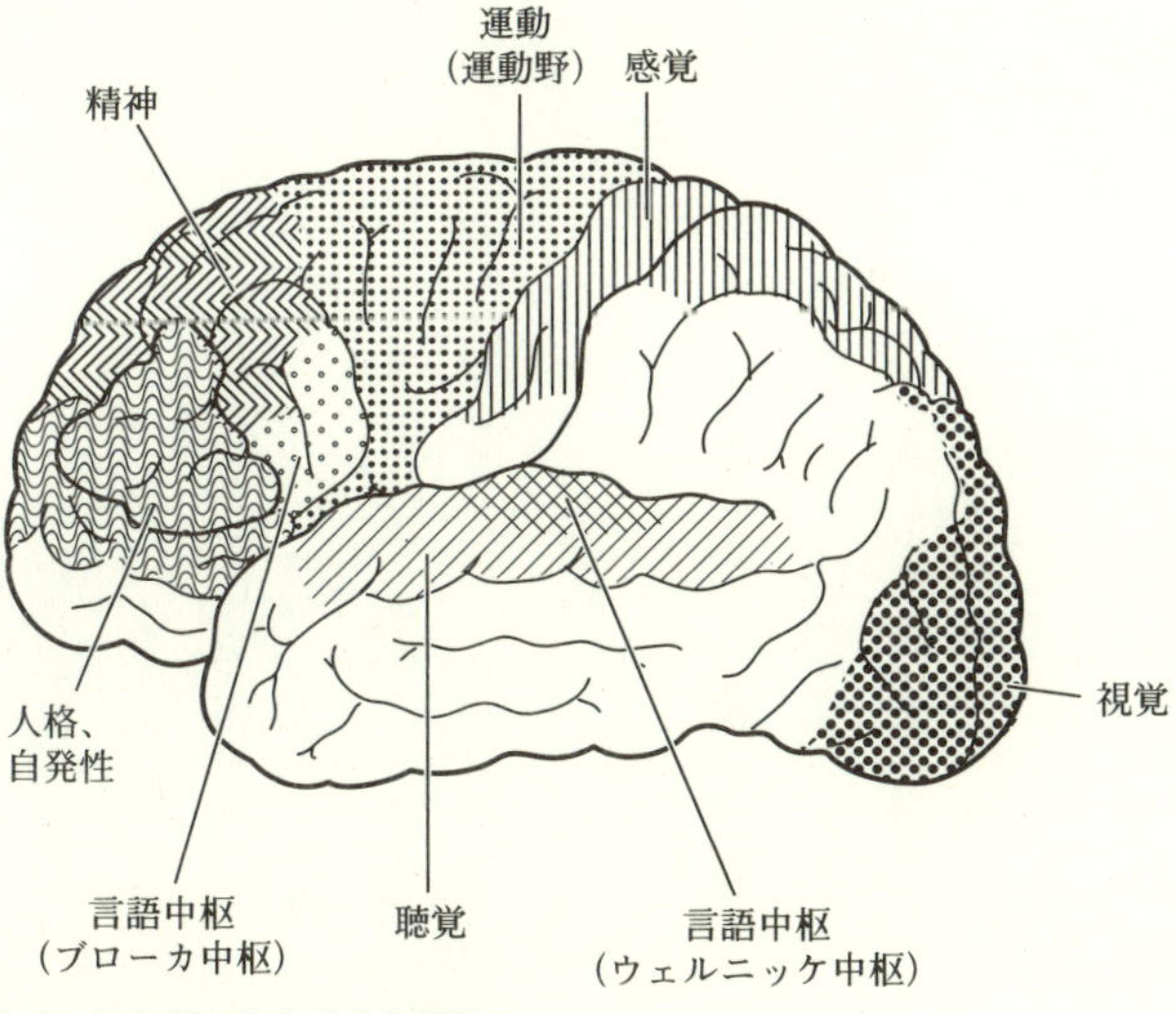

大脳皮質がつかさどるさまざまな機能

15・突然の言語障害と聴覚障害

運動神経中枢は、左右脳半球の比較的広範囲を占めているが、言葉に関しての中枢、言語中枢はそれに近接して存在している。言語中枢は本来はほとんど左脳に存在する。たとえ左利きの人であっても、左脳に多く存在する。したがって、原則として左脳がやられた人、すなわち右半身不随の人に言語障害が現れる。

言語中枢も二つに分かれており、前方領域には発語を司る運動性言語中枢が存在する。これはブローカの中枢と呼ばれている。一方、後方領域には言語を理解する感覚性言語中枢があって、これはウェルニッケの中枢と呼ばれている。言葉の障害のことを失語症と言う。やられた部位によって、言語の障害・失語症にも運動性失語症と感覚性失語症とがある。

言葉を発することができないのが前者である。相手の質問を十分理解できるし、言葉を確実に考え出すことはできる。しかし、発語できないのである。質問への応答の場合は、感覚性言語中枢で相手の質問を理解してから、それに応じて答えを想起する。一方、自発的に自分の考えを想起する場合もある。

いずれにせよ、自分の考えや想いを組み立ててまとめる、すなわち想起することは可能である。しかし、それをアウトプットすること、つまり音声として発語したり、文字として書いたりする書字ができないのである。

運動性失語症にも完全失語であると「アアアアアア……」程度しか発音ができない。不完全、すなわち不全失語症は程度によって大きく異なる。完全失語症に近い程度のものから、ほとんど健常時に近い程度のものまでさまざまである。ごく軽いものでは、「お茶」を「水」と発語するなどの誤りが生じる。健常者でもこのようなこと、つまり一種の勘違い的行動はあり得るが、その場合は本人が間違いを認めて修正する。病的な場合は無意識に起こり、「お茶をください」と言っているつもりで、「水をください」と発語する。相手は病人と思ってないから、言われたままサービスする。ところが、本人にとっては意に反して水をサービスしてもらったことになる。そこで、相手の人と争いを生じることもあり得る。

それに比べて、感覚性失語症の場合には発音は可能であるが、言語の理解が不可能である。この場合は応答が支離滅裂となる。そのため、質問に対してまったくトンチンカンな答えをする。

私の東京での受け持ち患者島田さんは、中学校の校長先生であった。彼はある日から突然不可解な独り言が激しくなって、奥さんに連れられて来院した。私は目の前にあった黄色の鉛筆を与えて「名前を書いてください」と命じたところ、質問が理解できなかった。彼はしばらく私の顔と鉛筆を眺めていたが、やがて自信なさそうに「えーっと……。」「これは黄色ですね」と答えた。高血圧による脳血栓であったが、運動麻痺も知覚麻痺もなかった。

嘉数さんは沖縄の人で、心臓病で私の外来に通っていた。大学の英語の教授である。突然不可解な言動が始まった。彼は自分で発想し、まったく普通に淀みなくしゃべっていた。自分からストーリーを述べているときは、何ら異常が感じられなかった。しかし、彼の話と関係ない質問をすると支離滅裂になる。つまり、質問を勝手に想像して答える。私は病院の柱に貼ってあった食堂のマークを指さして、「これは何と書いてありますか?」と質問した。「えーっと。」私の食べ物を食べるジェスチャーを見ながら「今朝はパンをいただきました。」……!! 一見、耳の不自由な人と会話しているような感じである。しかし、これが突然に生じたことを考えるとにわか聴覚障害である。言葉の通じない外国人に出くわして応答に困っている光景に似ている。

言語中枢の後方領域が主として広範囲にやられると、文字を思い出すこともできなくなる。これを失書症という。字が書けなくなるとはいえ、運動麻痺によって指が動かないのとは異なる。右手の運動麻痺では、左手で下手ながら何とか書けるはずである。また、後方の領域の障害では文字が読めない失読症も生じる。文字の上を目が走っても読みとることができない。つまり、黙読すらできないのである。これは、意味を理解できないのであって、黙読はできるが発語ができない場合、つまり運動性の失読とはまったく異なる。

また、失計算症も生じる。数字を見ても、数がわからないことになる。たとえば、〝3〟は三個の数を表していることがわからない。程度が軽ければやや高級な計算、たとえば100－7等の計算ができなかったり、間違えたりする。この他、左右の認識が不能になったり、呼称障害といって人の名前や物の名前がわからなくなったりすることもある。

16・奇跡の生還

三大成人病のうち、心臓病は欧米諸国ではトップであるが、日本では脳卒中が久しく第一位を占めていた。脳卒中の年間死亡は、佐藤総理が死亡した昭和四〇年から四五年頃が最も多く、年間死亡が十六万人から十八万人に達していた。高血圧の治療が発達し、一方高血圧の予防が実用化するにしたがって、脳卒中予防が効を奏して死亡が激減した。その結果、死因統計では脳卒中は癌や心臓病に抜かれて第三位になった。しかし、脳卒中死亡が減少したのは、急性期の治療の発達が大きく貢献したためと言える。死亡が減ったものの発症は相変わらず多く、そのために寝たきり、ボケがかえって多くなった。ボケや寝たきりは、それぞれ現在でも五〇万人から六〇万人に達し、大きな社会問題となっている。それらが二十一世紀になると、それぞれ百万人を越すと考えられている。寝たきりボケの大半は、脳卒中後遺症だからである。

脳血管障害には、血管が詰まっている場合、すなわち脳血栓と、血管が破れた場合、すなわち脳出血とがある。この他、心臓弁膜症等の心臓病等によってできた血栓が流れていき、脳血管に詰まった場合がある。これを脳塞栓と言う。ことに、心房細動を初めとする不整脈のある人に起きやすい。しかも、反復して不整脈の起こる人は危険である。

脳出血は、脳血管が破綻して流れ出した血液が脳実質を破壊するが、脳血栓や脳梗塞の場合は、脳血流が止まってこの領域の脳細胞が死滅したもので、医学的には壊死を起こしたと言う。壊死を起こ

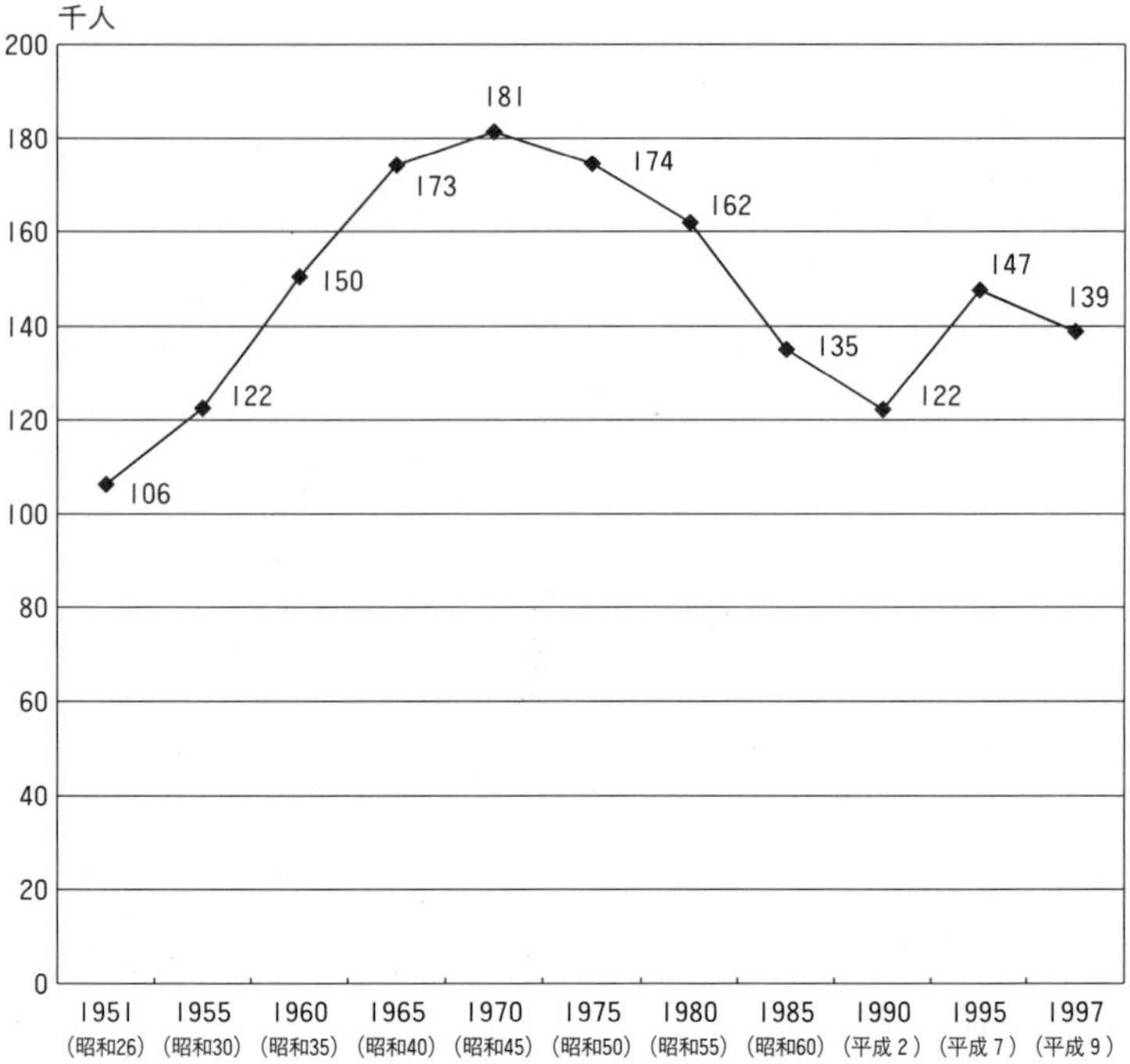

脳血管疾患による死亡者数の年次推移（厚生省，「人口動態統計」，1999）

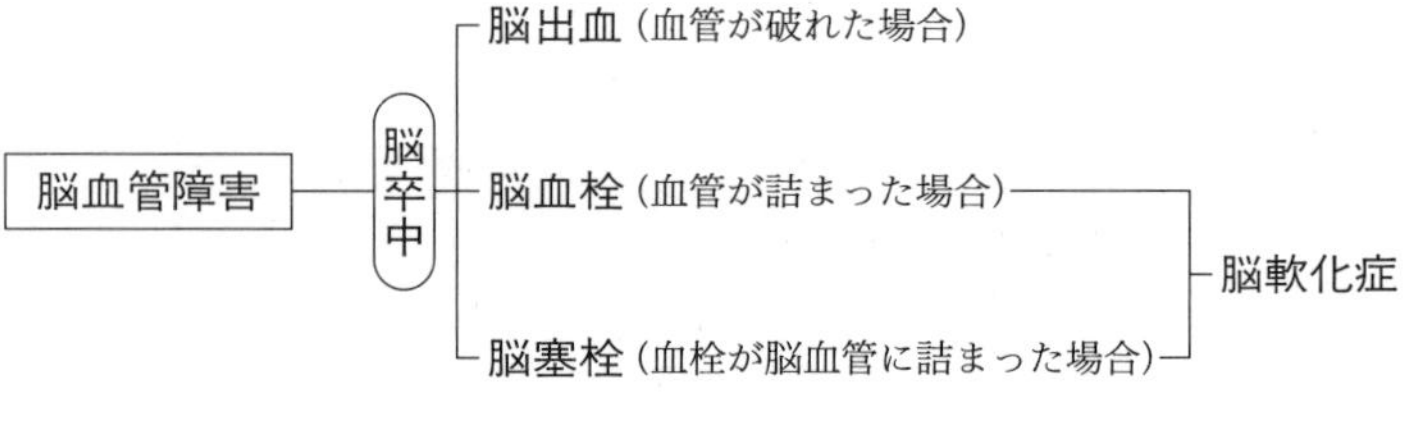

脳血管障害の分類

すと、その部の脳実質は軟化して融解してしまうので、脳軟化症と言われている。脳出血、脳血栓、脳栓塞等は、いずれにせよ結果としては起こった症状は同様なので、発症当初区別がつかないこともままある。そのため、まとめて脳卒中という。そのほうが便利なことが多い。脳出血は発症が急速である。脳血栓のほうは症状が徐々に進行していく。脳栓塞は突如として起こるのが特徴である。

脳卒中の内訳の推移を見ると、ことに高血圧を大きなリスクとしている脳出血が減少して、脳血栓が増えている。以前は出血が五〇パーセントを越えていたが、最近は五〇パーセントを割り、脳血栓との比率が逆転してきた。沖縄県は、脳卒中死亡は全国一少ないが、奇妙なことに脳出血が脳血栓を今なお上回っている。

脳卒中の程度は、やられた部位と広さによって異なる。昏睡が長いほど重症と考えられる。病気の顚末のことを転帰と言い、死亡する場合を生命予後が不良であると言い、快復するものは予後が良好と言う。予後には生命予後のほか、社会復帰の予後もある。元の仕事に復帰できれば、社会復帰はきわめて良好ということになる。脳卒中の場合は、予防に関して生命予後のみを問題視するのではなく、両者の予後を総合して考えなければならない。

概して脳卒中の四分の一は死亡し、四分の二は寝たきりやボケを主体とした障害が残存して社会復帰を不可能にする。残りの四分の一は、多少とも障害を残しても社会復帰をした人々と考えられる。脳卒中の予後を規定する危険因子は、障害部位と程度と脳血流の保持状態によって左右されるほか、治療、介護、リハビリ等の周囲からのサポート状況、年齢、環境や本人の意欲等の自己因子によって大きく影響を受ける。

一方、日本人の脳血栓はほとんどが高齢で、ウイリス輪より末梢のつまり大脳の周辺側の中大脳動脈に起こることが多いが、欧米では比較的若年者に多く、しかもウイリス輪より心臓側の内頸動脈や総頸動脈に比較的多くなっている。そのため、重症例が多い。総頸動脈や内頸動脈の血栓症の大半は死亡しているし、たとえ助かってもボケか寝たきりが大半で、社会復帰できたケースはきわめてまれと言われている。その意味で、左内頸動脈血栓症であった私の場合は、まさに奇跡の生還であり、きわめてまれなラッキーなケースと言うべきである。

沖縄か、東京か、それが問題だ

17・不安におののいたタコ足ロボット

［第二病日］　満天の星空であったろう。東の空がわずかに広がり始めたのを感じた。昨日の出来事は夢のようであった。しかし、現実は私はここに横たわっているのだ。何もできない人に世話になっているだけの木偶《でく》の坊として。早朝五時頃であった。病室は九階で東向きである。窓からは広々とした太平洋が一望に見渡せるはずである。左端に勝連半島が細長く延びている。眼下に中城湾、吉の浦、そして左に与那原、続いて現在ゴルフ場になって整備されている運玉森、大きく切れ込んだ与那原湾、その上に大きい知念半島が張り出している。中央正面の遥か勝連半島の先に津堅島、そして左に久高島が見える。したがって、東の海から一直線に昇る太陽が拝める。

しかし、寝たままの私にはベッド上からでは窓枠の下縁が邪魔して空しか見えない。そんなに悠長に光景を楽しむゆとりなどまったくなかった。空の白みが増していくのを一刻一刻と心に刻んでいた。膀胱に入った管の刺激のイライラ、鼻腔に入っている酸素の管のムズムズ、右腕に入っている点滴によるズキズキ、点滴の入っていないはずの左腕も腫れぼったく、不快感があった。それもそのはず、左肘内のあちこちが絆創膏で止めてある。あちこち採血したり、点滴針を入れたりしたのであろう。昏睡からモウロウ状態、そして無我夢中の昨夕昨夜だったのだから、いちいち記憶していなかった。

静脈の点滴、動脈へ針を刺した血圧モニター、中心静脈のカテーテル、心電図、酸素吸入、尿管カテーテル、胃管チューブ、八本も一〇本もタコ足のように管の入った集中治療部の患者を想起した。意識がある患者であれば、針山のようなタコ足配線はかなわない。しかし、私だってこれでは線でつながれたロボットだ。意識が明瞭で自覚症状があって不安におののいているロボットは、悠然とした機械のロボットとはまるで違っていた。私は、満身の不快感に苦しんだ。

廊下が突然賑やかになった。ガタガタ、ガチャガチャ、ゴロゴロ。尿器を回収する車のきしむ音、そして転がる音。看護婦の早朝の活動が始まった。

「おはようございます。」「お休みになれましたか?」おしぼりと体温計を配るため、看護婦が入ってきた。点滴が右腕に入っていたので、左腕で脈拍と血圧を測った。そして呼吸数を測定。「血圧は一四〇/九〇です。」昨日の発作時には、二〇〇を越えていたそうである。もしかして、発作直前もそれぐらいに上がっていたのかもしれない。しかし、事前には自覚症状は何もなかった。

絶対安静を命じられているらしかった。おしぼりが洗面の代わりであった。早朝の採血。血管に針を刺してから、内針を抜いて外筒だけを残す。そして、小試験管からへパリン管へと次々と継ぎ替えて、三、四本、トータル二五シーシー。どす黒い血液が見えた。できるだけ見ないようにした。患者が見ていると、心理的にも採血しにくいものである。やり損ねたらいやだから。

試験管の継ぎ替えのときに、血液がパジャマの袖とシーツに何滴か滴った。「汗もかいているし、ついでにパジャマとシーツを取り替えましょうか。」私の身体をベッドの左側までゴロゴロと転がして左袖を抜き、新しいパジャマの袖を通しておいて、今度は右側までゴロゴロ。左袖を抜いてパジャマを交換した。この間、器用にも背中と腰の下に巧みに新しいシーツを押し込んでおいて、一方から古いシーツを取り除いた。シーツ交換は、長年外から無造作に見ていた光景であった。

18・兄貴、東京へ行こう

「兄貴どうした。」ふと目を上げてみると弟が二人立っていた。昨夜の最終便で急遽東京から来たらしい。赤松教授が真っ先に弟のところに連絡したという。弟の修は、三男で内科医である。慶応大学の医学部を卒業した。私のちょうど一〇年下の後輩でもある。すでに四四歳である。この年齢の医者は、医者としては脂が乗り切った時である。今まさに自信満々のところであったが、私には一目置いていた。小学校時代から高校時代まで、私のガキ大将趣味の対象であったアイドルグループの一員として、勉強したり、遠足したり、合宿したりして寝食を共にした。彼らは最低六人、多いときで一〇人を越えていた。そして、リーダー格の弟はとうとう私の母校の医学部に入学した。そのメンバーは、今はそれぞれ大学を卒業し、大企業の重役として、あるいは外国支店の支店長として、個人企業の社長として成功している。彼らは私の自慢でもある。

「兄貴、東京に行こう、すぐに」と開口一番に言った。

次弟の徹は五歳下で、医者ではない。早稲田大学を出てから石油タンクの会社勤めをしている。徹は私と同様に戦争中、学童疎開で静岡の親戚の家に預けられていた。しかし、私とは違うところで、離れ離れになっていた。とはいえ、時々会える場所にいたし、同じような境遇にあった。年齢も近いこともあって、互いに理解しあえる立場であった。一方、私にとってさんざん面倒見てきた修は、いつまで経っても子供というイメージがある。しかし、最近は年と共に年齢が次弟に接近してきていることを感じている。また内科医でもあるので、最も頼りになる存在になっていた。私は循環器、彼は消化器と専門が違い、互いに知らない知識を持ち合わせていることに接するにつけ、何となく喜ばしくもあり、頼もしくもあった。そんなわけで、彼らが来てくれたのでホッとしたのも実感だった。

母は健全であったが七八歳であり、こういう時の頼りにはならない。戦時中とはいえ、小学校、中学校時代を長い間両親と別れて生活したのも、親離れを早くした理由の一つであろう。また、父も母も共に末っ子であり、祖父、祖母が四〇～五〇歳になってからの子供だった。したがって、両親の兄弟姉妹は父母ほどの年齢差があったため、兄姉が父母の代わりするのが当然のような家風があった。そんなこともあって、私たちの弟妹の父兄会や宿題など一切の面倒は我々兄たちがしてきた。

しかし、実際には役に立たなくても、誰しも親兄弟の顔を見てから死にたいと思うのが人情であろう。このような時にこそ、優しい言葉をかけてくれたら元気が倍増しただろうと思えた。したがって、母がもしかして来てくれるのではとの期待もなかったとは言えない。

私が山形県の蔵王でスキー骨折をした時もそうであった。左脛骨と腓骨の両方の完全骨折を起こしたのは三〇年以上も前のことである。その時駆けつけてくれたのも弟修であった。両親はその時にも現れる気配はなかった。「学費は出す。しかし、自分のことはすべて自分でやれ。衣食住以外で親に面倒をかけるな」というのが、我が家のモットーであった。したがって、母親が現れないことに対して、寂しさはあっても、なんら恨みはない。

19・低いリハビリ能力

弟たちは昨夜最終便で来沖したので、夜十一時か十二時には病院に到着したと考えられる。それから主治医に会ったかもしれない。そして、私の友人の赤松教授に会い、彼の紹介でホテルに宿泊したという。

弟が東京行きを強く勧めたのは、来沖する前から考えていたのか、それとも主治医に会って考えたのかはわからない。少なくとも、赤松教授のアドバイスも多分にあったに違いない。また、この時点では手術のことも考慮していたであろうから、弟は自分の膝元で手術をして欲しかっただろうし、面倒を見たいと思ったのかもしれない。

沖縄の神経内科に関しては、私自身も那覇市立病院の比嘉医長以外に知らなかったし、県内の神経内科の状況にまったく無知だったから心細かった。また、残念ながら沖縄のリハビリの施設、さらに人的パワーがきわめて不足している現状を目のあたりにしていたので、学問的にも、技術的にも沖縄のリハビリに対する私の評価は低かった。

一昨日は日曜日であった。病気で倒れる前日の午前中のことである。私は鹿児島大学の医学部リハビリ科の教授に招請されて那覇市の自治会館に行った。鹿児島大学の主催で、沖縄県の理学療法士のセミナーが開催された。そこで、心疾患のリハビリについて私は二時間ほど講義した。日曜日ということもあって、二〇〇人以上のリハビリ技師が集まっていた。私に続いて、他の講師のスケジュールが組まれていた。当時、心臓疾患のリハビリはリハビリ医学の中では特殊な新しい分野であった。一般に脳卒中や脊髄損傷や骨関節末梢疾患についての歩行練習や作業訓練指導などがリハビリの主流をなしていたが、沖縄ではそれらすら不十分であった。そのため、鹿児島大学のセミナーのターゲットが沖縄に置かれたのであろう。

昭和五一年から五二年、私が来沖して間もないころのことであった。当時の沖縄県内には、医科大学がなかった。武見日本医師会会長の肝いりで、琉球大学に医学部の前身である保健学部が作られ、全国にもまれな保健学部附属病院が設置された。私は当時、地域医療部の助教授であったが、先輩の琉球大学リハビリ科の斎藤教授に呼ばれた。当時沖縄本島内部に、摂氏六〇度を超す温水が湧き出ているのが発見された。そこで、沖縄県当局の後押しで会社を設立し、リハビリ施設を含めたリゾート保養地づくりが策定された。その計画を立案するチームの一員として、参加するよう要請があった。私はその時、沖縄県のリハビリ施設がお粗末きわまりない実情を知った。彼はリハビリ技師を養成するため、自前の資金を積み立てて若い学生を本土留学させた。なぜなら、当時沖縄ではリハビリ技師養成のための教育すら思うようにできなかったからである。その意味でも、当時沖縄のリハビリのレベルが大変低かったことは疑う余地もなかった。現在、斎藤教授は東京の慶応大学の医学部教授として、伊豆のリハビリセンターの所長を兼任し、活躍中である。

20・廃人になる

弟はもともと私を東京へ連れていく予定で来沖したと思われる。一方、赤松教授は本土復帰前の沖縄の貧困な時代を見ていたので、彼も沖縄の医療への評価は低かった。それが弟の考えている東京への誘いに一層拍車をかけたのはいうまでもない。それに赤松教授は、CT写真やアンギオのデータを直接見て私の状態を知っていた。しかも、発作直後の状態、ことに完全失語の状況をつぶさに見ていたはずである。したがって、死亡するか、まったくの廃人となる、少なくとも再起不能と判断したであろう。そこで、以後の処置について弟たちと話し合ったようである。当然のことながら、周囲の人々にはできるだけ秘密に処理し、やむを得ない人々のみに知らせることにしたようである。また、私のために最高の処置を尽くしたいと考えたのであろう。

どうしたことか、私の出身の慶応大学の医学部長を沖縄に呼んで、大学当局にお詫びすべきだという奇妙な噂が私の耳に流れてきた。ただでさえ記憶力も判断力も混乱して思考力の低下している私の脳を仰天させるほどの強烈なストレスが突き刺さり、憤懣やる方なかった。少なくとも親身になって考えてくれている人のアイディアではない。自分たちに降りかかる災いを少しでも少なくすることを考え、さらにできればその災いを逆手に取ろうと仕組んだ人たちの罠と考えたのは私の被害妄想だろうか。大学にはそういう陰険な人がよくいるものだ。しかし、私は慶応大学を卒業したものの、いわゆる学閥とはほど遠い存在であった。一〇ヶ月の慶応大学病院医局生活をしたのみで、以後大学から特段の恩恵を受けていないばかりか、琉球大学赴任にも慶応大学から積極的支援を受けたことはなかったからである。私はたまたま筆談の練習を始めたばかりであった。鉛筆を握ることができなかった上、その話が耳に入った途端に興奮して手がワナワナと震え、鉛筆がガタガタと上下左右に揺れた。まさに、ミミズが這うように紙を汚した。

弟は愕然としたであろう。後々、彼自身も私は一〇〇パーセント快復の見込みはなく、一生廃人になるだろうと予測したと述懐している。「このままでは兄貴は殺される。」まず、ここを脱出させねばと考えたのであろう。さらに、少しでも良い状態に持っていくためには、できるだけ早い初期治療が必要だと思ったにちがいない。もちろん、弟には兄貴の面倒を自分の責任の元で看る覚悟があったのだろう。弟の「東京へ行こう」の一言の持つ波動が大きな波紋を私の心に投げかけた。

私自身は少しでも機能欠損を少なくして、一刻も早く元の仕事に復帰したかった。そのためには、一刻も早い治療が肝要だと考えた。もし、それが手術によって全うできるのであればそれもやむを得ない。そうなると、妻一人の介護では不可能である。母や弟妹たちのヘルプが必要かもしれない。私は熟考に熟考を重ねた。私から発言するにも言葉が発せられない。周囲の人が私の考えを察知するなどとうてい不可能な状態であった。さらに、手術を行うか行わないかに関わらず、リハビリが必要であった。もし、自分でリハビリを進めるにしても、十分な専門家のアドバイスが必要である。しかし、沖縄には頼れる専門家がいない。とすれば東京に行くほかはない。七沢が頭に浮かんだ。神奈川県内の七沢リハビリセンターは、全国一完備していることで有名だった。

決心すると居てもたってもいられなくなった。東京に無性に行きたくなった。今のうちだったら、私の脳のメモリーはしっかりと詰まっている。しかし、一日一日一刻一刻メモリーが音を立てて崩れて行くように感じた。そのためには、私の決心をまず筆談で医師に伝えなければならない。

21・脳手術への不安

病気になった当初、脳卒中そのものが本人にとって強烈なショックであるにはちがいない。しかし、脳の機能そのものが低下していて、もちろん考える力もなかったし、また夢中であってものを考える余裕もなかった。発病二日目ともなると平静を取り戻し、考える余裕も出てくる。そこで、死の恐怖が次第に遠ざかってくると、自分はどうなるのだろうかという将来への不安が湧き出してくる。しかも、どうしたら元の状態に戻れるのか。しかし、多くの寝たきりやボケになった人々を見てきた私にとって、人一倍悲壮な観念が常に頭から離れなかった。

CTとアンギオのレントゲン写真を直接見せてもらい説明を受けたのは、三週間も後のことだったから、当時は自分の状態を知るよしもなかった。もちろん、医療スタッフから何の説明も受けたわけではないから、自分の病状を直接把握することはできない。したがって、私は主として妻を通して情報を得た。しかし、妻は素人だから不確かなものが多かった。「頸動脈と脳の動脈が詰まっている。」脳の動脈とはどの動脈のことであろうか？　頸動脈とどういう関係にあるのだろうか？　これでは皆目見当がつかない。要領も得ないで理解に苦しんでしまう。

頸動脈の本管は二つに分かれて、外頸動脈と内頸動脈になる。脳の大半を支配している頸動脈の本管が詰まったら大変だ。内頸動脈でも大変なことになる。顔の表面だけを支配している外頸動脈だけなら問題はない。しかも、どこからどこまでが詰まっているのだろうか？　それをより詳しく確かめ、それを裏づけるために医師たちの振る舞いや会話から状況を察知するように努めたが、詳細な内容まではどうしてもわからなかった。左頸動脈本管に血栓があることと、また別個に左頭頂から側頭にかけて大きな血栓による脳実質の欠損部があることを後で知った。

私に対して、手術を受けるかどうかの諾否の判断を求められたことはなかったが、自分自身でも手術に対する希望と不安は常に頭にあった。手術をするなら、頸動脈の血栓削除と血管内膜の剝離と頸動脈のバイパスを作る血行再建だと思った。しかし、手術部位である頸動脈は頸の奥深く、しかも脳の直下にあるのでそう簡単には到達できない。しかも、脳や脊髄だけでなく、重要な神経や血管が走りまくっている場所である。それらを傷つけたりしたらかえって障害が大きくなる。死ぬこともあるだろう。場合によっては植物人間状態を助長して、一生意識もないままになるかもしれない。身動きもできず、寝たきりになるかもしれない。そして、背中やお尻に床ずれができて。悲観的な想像が次から次へと湧き上がる。

一方、手術によって一〇〇パーセント元の身体と脳機能を回復して、活発にバリバリ仕事ができる人生を送ることができるかもしれない。しかし、それはまれなことだ。だがこのままで、しかも言葉も出ないような人生を送るのだったら思い切って手術を受けようかとも考えた。この手術は技術的には難しいので、熟練や経験がものをいう。熟練した脳外科医でなければならない。多少のミスも許されない。他人ごとではない。自分から発言できないので考え迷うしかなかった。

「私の身体が震えましたよ。手術をしなくてよかったですね。脳外科は手術を強引に勧めていましたが、私は真っ向から反対しました。手術を阻止するのに必死でしたよ。あの時は大変な論争になりました。」激高した柊山《ふきやま》教授が思い浮かぶ。当時、大論争があって、検査に、治療に手間取った状況が想像される。柊山教授は後になって心境を明かしてくれた。「手術をするのが目的ではない。患者の将来を考えなければ。」十二年も経った今日、大学を退官する私の講演会に出席した柊山教授が感無量に語ってくれた。

22・奇跡中の奇跡

しかし、頸動脈本管、つまり総頸動脈の血栓症は、患者の四分の三は手術をしようとしなかろうと死亡している。幸いに助かったとしても、昏睡のままでの植物人間となるのが常なのだ。なぜなら、片方の脳半球の血流が途絶して脳半分のほとんどが軟化融解してとけてしまうからである。私は次第にそうなっていくのであろうか？　いや、そんなはずはない。なぜならそうであれば昏睡から覚めるはずはない。不思議である。奇跡と言わざるを得ない。

ＣＴによれば、左大脳の五分の一くらいの大きな欠損が見られたという。これは、内頸動脈の閉塞では説明できない現象である。内頸動脈閉塞でも総頸動脈閉塞と同じで、脳の半分が欠損するはずである。この領域だけの欠損は、中大脳動脈の閉塞で起こったものである。

想像するところによると、内頸動脈と中大脳動脈の二ヶ所に血栓ができたと考えられる。しかも、それらの二つの血栓が一度にできたのではない。最初に内頸動脈に血栓ができた。しかし、いきなり完全に詰まってしまったのではなく、血管が部分的に狭くなっていた。そして血栓が徐々にできて大きくなって、次第に狭窄から閉塞に移行した。それに従って、右脳から左脳への脳の側副血行路が徐々にできていたのではなかろうか。したがって、血栓が完成した時すでに手術が成功したときのように、幸運にも事前に右の脳から左の脳に行く血行路が自然にできていたとすれば理解できる。

そうであれば、脳の動脈血の流れから考えて、内頸動脈の血栓は古くからあって、その状態の上に今回の出来事が起きた。つまり、内頸動脈血栓の一部が崩れて、中大脳動脈へ流れ込んで詰まったと考えられる。アンギオでは、頸動脈の血栓の始まり部分ははっきりとわかるが、末端、つまり血栓の終わりの部分は映っていないので、上の端のどの部分が崩れて流れたかはわからない。発作の初めに頸の下から上、顎のほうに向けて塊がモゾモゾ上行した自覚症状がそれを裏づけている。

側副血行路とは、本来確認できないほどの血行路があって、元来、非常に細い血液の流れ道、細血管があったものが、太くなって十分な血液の供給ができるような血管になったものに対して呼ばれる

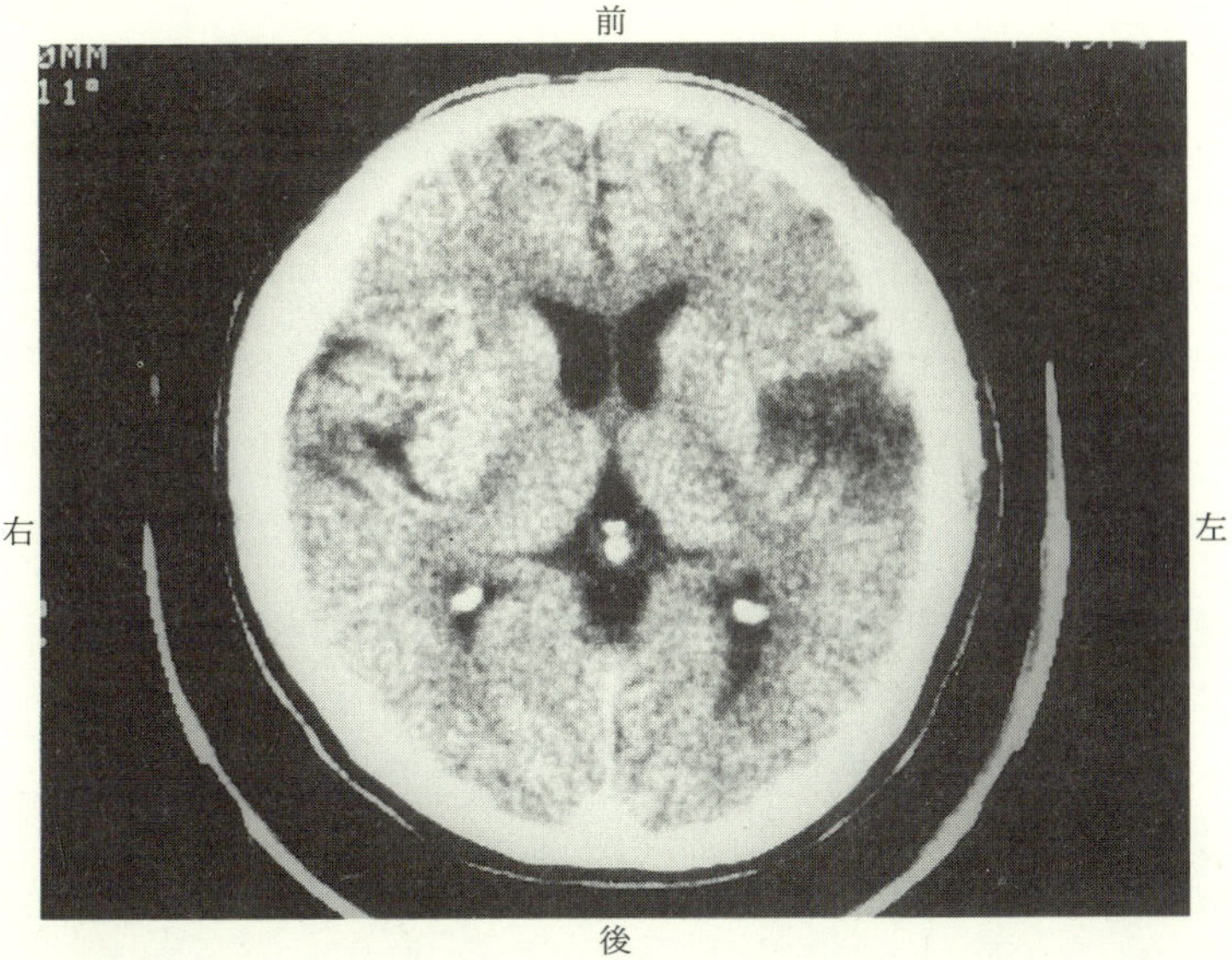

脳のCTコンピュータ断層図　左側頭部に血栓による大きな欠損（黒い部分）

言葉である。側副血行路が自然にできる場合と人工的に作られる場合とがある。人工的に作る場合をバイパス手術と呼ぶ。バイパスを作る材料として、他の血管を持ってきて移植したり、テフロンなどの人工血管を使う場合がある。

おあつらえ向きに、既存の左脳から右脳へのバイパスが準備されていたのである。その上に内頸動脈の血栓が一部切れとんで、それが左中大脳動脈まで流れていって、詰まって脳栓塞ができたと推定される。誰が将来起こる脳栓塞を予測していたであろうか？　不思議中の不思議である。そのため中大脳動脈の血栓によるダメージをもろに受けることがなかったのだろう。こうして命も助かったし、昏睡も短かったし、麻痺も完全とはならなかった。つまり、奇跡中の奇跡と言わざるを得ない。

地域医療部の森講師の言によると、発作前の私の会話がさえなくなっていたし、書き上げた書類や論文中の文章の中に何となく誤字や脱字があったという。自分自身でも前日午後の結婚式における仲人のスピーチは何となく心許なかったし、スムーズではなかったように思われる。

思えば、前年の忘年会で歌を歌ったときのこと、歌詞の紙を持つ手が震えて止まらなかったことも思い出す。

23・航空会社に差し止めを

私が何か言いたげであることを察知したのか、筆談のために紙と鉛筆とボール板が用意され、鉛筆を右手に持たされた。しかし、まったく力が入らなかった。鉛筆が紙に触れている感触すらなかった。鉛筆を握ることもできなかった。しかも、仰向けに寝かされていたままなので、いっそう書きずらかった。紙も鉛筆もスルリと落ちてしまう。そこで、鉛筆にガーゼを巻いて太くして抜けないようにしてくれた。左手で鉛筆を押さえた。ボール板は妻に支えてもらった。肘を手前に引くようにして紙の上で腕を引きずった。それにつられて、ミミズが這うような線が引けた。しかし、鉛筆はすぐ力なく指からずり落ちてしまった。

あきらめて、左手に持ち替えさせてもらった。いざ書こうとしても、頭の中でものを考えているだけで文字が一つも出てこなかった。ひらがなもカタカナも出てこなかった。これこそ失書症そのものだ。しかし、昨日六川教授の名前を書こうとし、「六」と書いたのを覚えている。したがって〈書けないはずはない……〉心で叫んだ。〝七沢〟の〝七〟は容易に書けた。字画が少ないから。しかし、〝沢〟は難しかった。さんずいを書いてから、次の字画がなかなか出てこない。左手でかろうじて書くことができた。ひらがなやカタカナは書けないのに、たどたどしいながら不思議に一部の漢字を書くことができた。七沢リハビリセンターについては、以前に妻にも説明をしたことがあった。彼女は〝七沢〟だけで察知した。私の意向を知った妻は、そこで転院の手続きに奔走することになる。

妻は柊山教授から私の東京移送を厳しく断られたという。妻は私の意向を代弁するために、再三申し入れて柊山教授と渡り合った。医師である弟を飛行機に同乗させることで許可を乞うた。しかし、柊山教授は自分の責任上許可することはできない、さらにANAに申し入れて絶対に飛行機に乗せないよう手配したという。まさに真に迫る話ぶりであった。私は情報外に置かれていたので、私にとっては妻から聞かされる話が唯一の情報であった。〈何ということを。〉私は憤慨やるかたなかった。

柊山教授は東京行きを反対したのは事実であろうが、航空会社の差し止めの手配はまったくしなかったと述懐されている。しかし、妻がこのやり取りを今なお主張してやまないところをみると、こうした言葉のニュアンスがあったにちがいない。現在になって考えれば、私はこの時点で柊山教授に敢然として挑戦したことになる。彼の治療を否定したのであり、信頼しないことを宣言したことになる。きっと心憎く思われたにちがいないし、むしろ憤慨したと思われる。それが目に見えるようである。しかし、それをおしてでも、自己退院してでも強引に東京行きを勝ち取ろうとした。

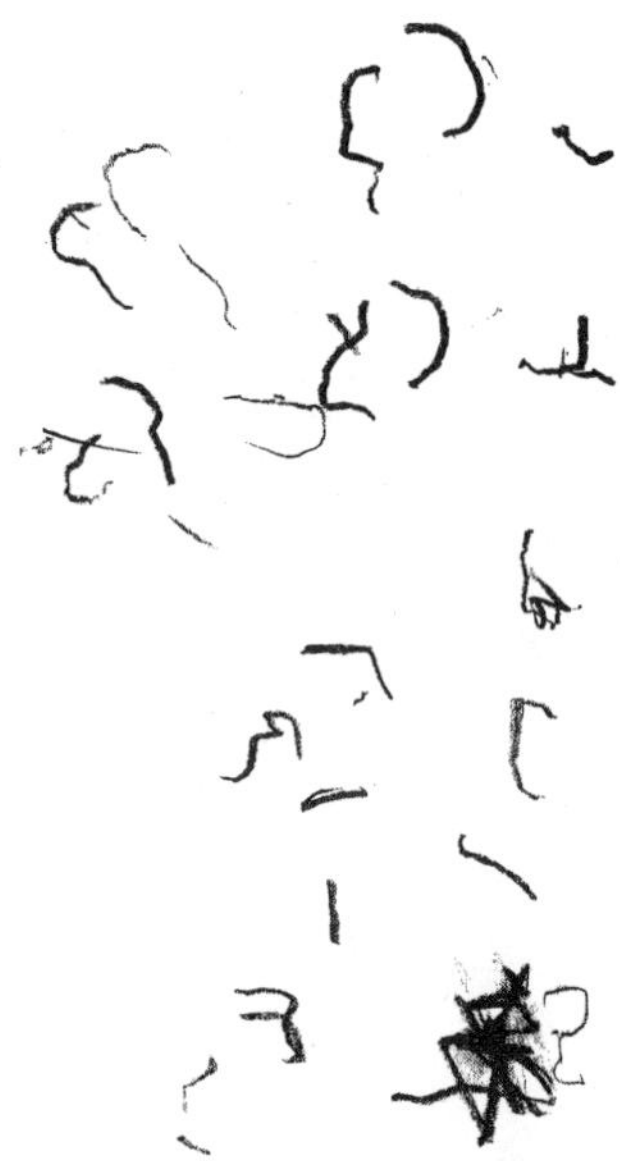

初めて書いたミミズが這うような線

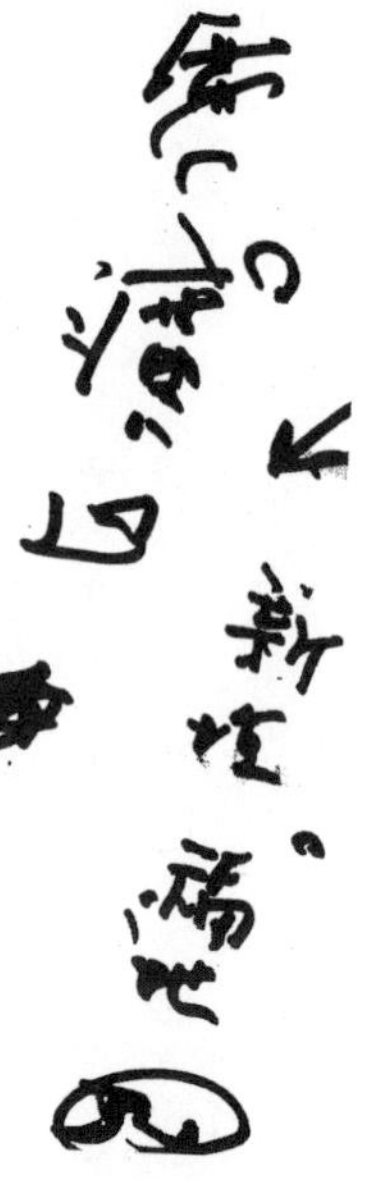

渡辺、新垣、福地
と書き写す

こうなったら妻の希望でなく、私の希望であることを証明しなければならない。自分で紙に書いて主治医や柊山教授に渡してもらおうと思った。しかし、残念ながらそれを表現するための一文字すら書くことができなかった。

〈ＡＮＡがダメならＪＡＬがあるさ。〉私はＡＮＡを差し止めるならＪＡＬに連絡して乗せてもらおうと思った。〈ＪＡＬなら顔がきくし、きっと何とかしてくれるだろう。〉ＪＡＬに連絡を取るよう伝えたいと思った。そこで紙に〝ＪＡＬ〟と書いた。後で見るとＪＬＡとなっている。その上渡辺、新垣、福地と必死に書いたのである。三人のことをよくも記憶していたものである。渡辺氏はＪＡＬの支店長だったし、新垣さん、福地さんはＪＡＬの社員で、以前より懇意であった。三人の名前は、たまたま手帳の電話番号欄に書いてあったものを必死に字画を見ながら写し取った。したがって、今見直してみると書き順や字画の方向が奇妙である。小学生が漢字をなぞっている光景が目に見える。こうして漢字が書けたものの、電話番号を読みとって記入することは不思議にできなかった。その時点では、数字を読む能力はまったく回復していなかったのであろう。

24・I would like to go up to Tokyo

私は口頭で発音することはまったく不可能であった。しかし、漢字による筆談が多少可能になったとしても、琉大医師団に私の意向を伝えるためには漢字の文字をひねり出す必要があり、高度かつ豊かな表現能力が要求される。表現能力がきわめて幼稚なレベルに成り下がった私には、文字を書くことがおぼつかなかった。当時の能力は、小学校一年生くらいだと考えたらよい。

私は紙と鉛筆とで悪戦苦闘をしたあげく、一つのアイディアを思いついた。英語なら左手で書けるだろう。なぜなら、アルファベッドは書き順に気を遣う必要もないし、また左手でも書きやすいと思ったからである。左手で鉛筆を持った。〝I〟は難なく書けた。次に〝would like to〟と書きたかった。〝would〟の綴りがどうしてもわからない。「仕方ない。それならwantで代用しよう」と思った。しかし、wantの綴りも不確かだった。wが最初であることはわかる。しかし、次のスペルを探らなければならない。心の中で〈want, want, want……〉と叫びながら次の綴りを考えた。どうしても〝ant〟が思いつかない。頭が沈み込んで気が遠くなる。怖くなってしばらく頭を冷やすことにした。

その時、〝I would〟を省略して〝I'd〟と書けることを思い出した。〈〝I'd〟は丁寧な表現ではないが、意味が通じればよかろう。〉I'd に気がつくまで一〇分もかかった。dは書きやすかろうと考えたのが当たった。しかし、次に like を書くのに苦労した。なぜなら〈like, like, like……〉と心で叫んでlは容易に書くことができたが、次のスペルが思い出せない。lai, lei, lae……。どれも何となく違和感が起きる。当たりそうなものを片っ端から書いて並べてみた。leik ではしっくりしない。また、kとeの組み合わせに苦労した。kがeの前にある組み合わせにたどりつくまでに、またまた一〇分もかかった。like が見つかった。〈アッこれだ〉、やっと満足感を得ることができた。その時、〈何と奇妙な綴りなのだろうか。〉あらためて、likeはスペルに似合わない発音であることに気がついた。多分、中学一年生の時にはそう感じたであったろう。

to も go も簡単に書けた。一つの音節(ワンシラブル)からできている単語だからである。こうなると私も少し勢いづいた。その勢いで up を付け加えた。up がなくても意味は通じるが。続いて to がダブってもよいのか疑問に感じつつ、to を一つ書き加えた。後は東京だけだ。Tokyo のスペルは難しかった。To は書けるが〈キョウ〉を一生懸命探り当てようとした。ck, ki, ko, Tokyu, Toyc……等を次々と羅列してみた。満足に書けたときには夕方になっていた。

この文章だけでは、何のために東京に行くのかわからない。そこで〝リハビリ〟と書くことを試みた。しかし、リハビリのスペルは長すぎる。lev, rahary, reay……手当たり次第書いてみたが、凄く多い組み合わせがあって、なかなか適当な文字に当たらなかった。「リハビリ」とカタカナで書こうか

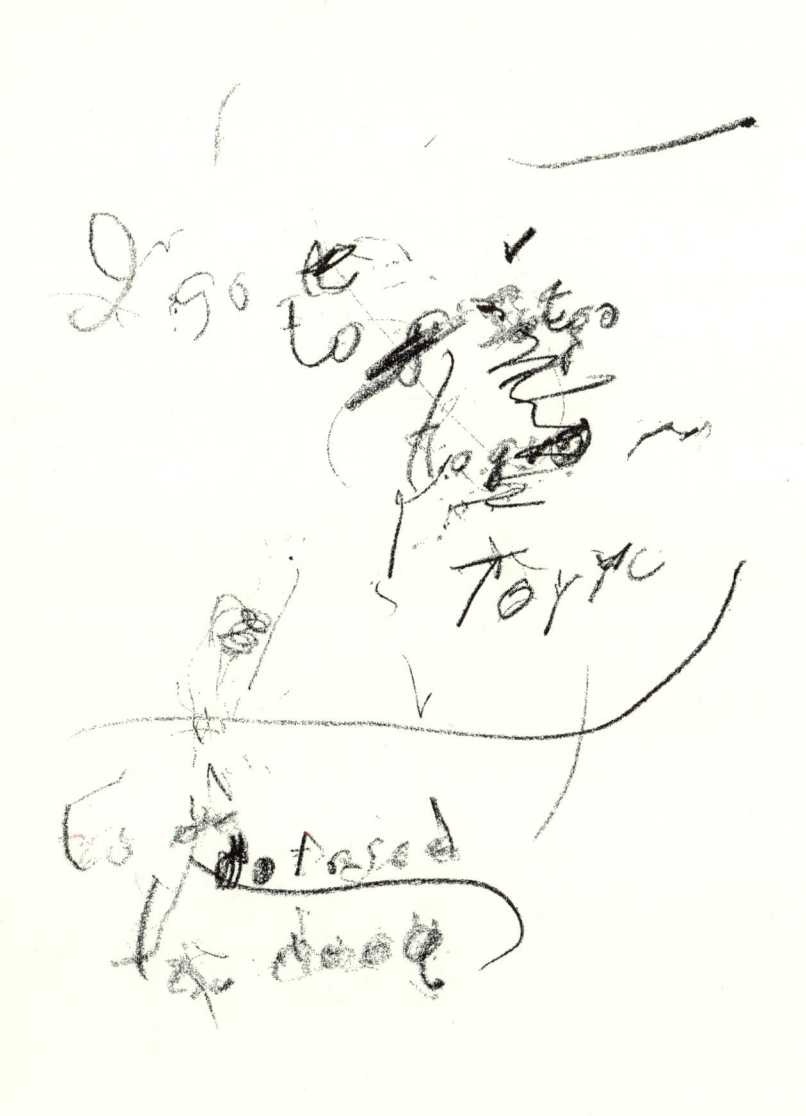

I go to Tokyo for good docter.　病後２日目の筆談

と思った。しかし、「リ」の一文字がわからない。そこで、やむなくfor good doctorとすることに決定した。ところが、forはワンシラブルなのに思い出せない。そこで、to haveとしようかと考えた。今度はhaveがどうしても満足に出てこない。hで始まるのはわかった。hab, hav, hiv……いずれも違和感がある。〈haveを苦労して探す必要もなかろう。なぜならhaveはここでは必要不可欠ではないからだ。〉そこでhaveを諦めた。〈forのほうが短いから探り当てられるやすいだろう。〉最初のアイディアに戻ってforをもう一回求めることにした。やっとのことで、探り当てることに成功した。

次にgoodがどうしても出てこない。oが二文字続くということに気がつかなかった。ところでこの際にgとdを混同しているばかりか、dとbの区別もつかないのである。dとbとは反対向きになる。gで始まるのがわかるまでに、またまた半時間かかった。そして、guud, gub, gueb……の中からgoodが当たるまでにさらに一時間以上を要した。

肝腎なのはdoctorである。〈ドクター、ドクター、ドクター……〉と心で叫んだ。dok, dock, dek, dorcr, decet……最後がer, ar……。ドクターが書けないと、今までの苦労が水の泡になる。必死に探り当てることにした。doctorを探り当てるまでに数時間もかかった。最後がorになっているのは意地悪な綴りと思った。good doctorにaをつけるべきだと思ったが、これ以上考えるのは耐えられなかった。

こうしてI'd like to go up to Tokyo for good doctorという文章がやっと完成した。この文章を書くのに、ほぼ一日かかったことになる。一大仕事が終わったような気がした。

25・このわからず屋

そこへ妻が身体を震撼させながら入ってきた。二日目の夜はとっぷり暮れていた。妻は南西航空に赴いて真茂氏に連絡をとった。南西航空は私が非常勤医師として働いていた都合上、会社内には多くの知り合いがあった。南西航空はJALの子会社であるから、JALとは連絡がスムーズであった。JALでは緊急に会社の中で幹部が集まって協議した結果、弟が医師として同乗することで了解を得たという。「あなたがしっかりしなければダメじゃないか。」妻自身も弟や赤松教授からハッパをかけられて大発奮したであろう。ここで自分がしっかりしなければならないとい気負いが極度にあったと思われる。妻の話によると、柊山《ふきやま》教授を訪れた妻は身体震わせながら一気に迫った。そこでは、さすがの九州男児も怒り心頭に達したようである。「このわからず屋。」頭から湯気を立てたという。柊山教授と渡り合うなど、普段では考えもよらないことである。

妻は私の文章を見て、またまた勇気百倍になった。妻は手紙を持って永盛医学部長と福田病院長に会見を申し入れた。二人は夜半にも関わらず、柊山教授とどこかで私の件について協議中であった。私は決して東京行きを楽しいとは思わなかったが、一条の光明を求めて明日に期待した。

弟たちはホテルではなく、当日は我が家に滞在したという。明日は帰郷する予定であり、その際に私を是が非でも連れて帰京する予定であったらしい。しかも、慶応大学病院の後藤教授に連絡をつけて、転院させるつもりであった。

当日の深夜は、腕が痛くてなかなか眠れなかった。ポパイの腕のようになっていた。そこで、点滴の針を差し替えることになった。両側の肘、手首、手の甲。「ごめんなさい。」新参の看護婦であった。膨らんだ腕では血管を探り当てにくい。それに、いったん膨らますと探り当てにくくなるものである。夜だから薄暗がりである。また、焦れば焦るほど血管に針が入らない。一〇回近く差し替えた。三〇~四〇分かかったであろうか。もう観念していたから、針山のようになってもなんら苦しくはなかった。

ずっと覚醒していたから、いろいろなことが次から次へと頭に浮かんだ。ことにTokyoにしろdoctorにしろ綴りを探るには、文書のサンプルがあったら苦労することはないと思った。〈辞書が最も便利である。辞書は言葉の宝庫だ。明日は辞書を持ってきてもらおう。〉ところで、辞書という漢字がどうしても浮かばない。カタカナの「ディクショナリー」は最初から諦めて考えないことにした。しかし、英語のスペルは長すぎた。diish…, dicch…, decksh…, その下に〃3F、幸地〃と書いて、幸地技官に三階の地域医療部に行って辞書を持って来るよう頼むつもりであった。〈公式文書ではないし、意志が通じればよいので、綴りの間違いがあっても何とか解読してくれるだろう。〉その脇に辞書のあると思われる戸棚の図を書いた。

後になって、この英語辞典と国語辞典が大いに役に立った。夜のとばりの中で夜明けが待ち遠しかった。〈消えるメモリーを引き止めなければ。〉文章のできた感激が胸一杯で眠れない夜であった。

26・沖縄を離れたら死ぬぞ

［第三病日］　翌朝、福田病院長から同情といたわりの言葉をいただいた。永盛医学部長と柊山教授からは、琉大で病気を起こしたのだからここで治療するのは当然だ、と強い慰留の意向が届けられた。ことに、現在の移送は危険であると伝えられた。

柊山教授が直々に部屋に現れた。「沖縄を離れたら死ぬぞ。」「君は公人ですぞ、私情は許さない。私を信じなさい。」彼の確信が私を大きく動かした。それに慶応にしても七沢にしても私の目と頭脳で確信をしたわけではないので、手放しで飛び込んで行く気にはならない。「沖縄を離れたら死ぬぞ。」柊山教授の言葉が、ジンと私の心に突き刺さった。私は敗残兵ではないのだ。私の使命は沖縄にあるのだ。ともすると、失いがちで負け犬になりそうな私に活を入れてくれた。来沖して十二年、私は日々を無為に送ったのではない。沖縄に根を下ろして沖縄だからこそできたことを、そして私の今日があることを忘れてはならない。むしろ、柊山教授の意向が私の心にヒシヒシと伝わってくるのを感じた。「自分が十分責任を持って監視しているから、自分で思い切って努力してみろ」と。

後々わかったことだが、発症当日に脳外科からの手術をするようにとの強い申し入れがあったという。それに対し、柊山教授が猛烈にはねつけて反対したそうである。そのおかげで、私は手術をしなくてすんだ。それは、今でも実に賢明な判断だったと思う。ともすると、最先端医療に飛びつきがちな今日の大学病院における医療の中で、全人的洞察を行い、患者のために最良の医療とは何かを考え実践してくれた、彼の予後への優れた洞察と判断に改めて心から感謝し、賞賛したい。

前年の夏、東京からの帰沖の時のことであった。飛行機の中で週刊読売に目が止まった。「新しい脳卒中の治療法」という記事であった。脳卒中の患者は、寝かせてないで、ハッパをかけてもリハビリさせせろというものであった。従来は、一ヶ月位の長期にわたって安静を守らせてから、やおらリハビリを始めたものである。これでは遅いというのである。昏睡からさめて直接の生命への危険が去ったら、一刻も早くリハビリをさせろというのである。その記事が鮮やかに思い出された。従来の長期安静の方法によって、寝たきりやボケを大量に作ったのは事実である。今やその数が日本でも五〇～六〇万人にも達している。一方、リハビリを早くやりすぎると再発して死亡するかもしれない。しかし、寝たきりやボケになるなら死んでも本望だ。やるしかない。なるようにしかならないのだ。

私は、夢を見ているわけでもなかったが、まさに夢のように「ダディを信じているよ」娘たちの声がどこからか聞こえた。私は、柊山教授の元にいれば、思い切りリハビリをやることができると思った。また、きっとやってみせようと心に誓った。そして、元気な姿を娘たちにも見せよう。寝たきりやボケのダディならいっそ娘たちに会わなくて、このまま死んでも私の心は娘たちに通じると思った。

帰郷した弟から連絡があった。慶応の後藤教授が「すぐ引き受けるから上京するように」との伝言であった。私自身からこれを受け入れる行動には出ないまま、第三日目を過ごした。弟の配慮はありがたかったが、上京することに関して私のほうから積極的に拒否した形になり、私自身沖縄で治療することを決心したのである。

言葉を取り戻す

27・甦った第一声「NO」

脳血栓は、再発が最も怖いと言われている。再発は、第一日目が最も多い。次に危険なのは三日目で、日が経るにしたがって危険が遠ざかる。しかし、早くリハビリに入らないと脳がダメになってしまうので、無為な時を過ごしたくはなかった。安静解除が待ち遠しかった。

私は沖縄の琉大で治療し、リハビリを行い生き返ることを心に誓った。決心したのである。心の落ち着きを取り戻してみると、細々とした自分の身の周りを観察する余裕が生まれてきた。これは開き直りというのかもしれない。しかし、こうして冷静を取り戻してみると、今まで私がいかに焦っていたかに気づいた。右口から涎がこぼれていることも初めて気づいた。鏡を覗く余裕が出てきた。右顔面がダラッとしている。顔面神経麻痺である。しかし、完全に下がりきった完全麻痺ではない。確かに、右口唇がやや下降していて完全には閉じなかった。鼻の脇で上唇の両側にある溝を鼻口唇溝という。右の鼻口唇溝が浅く、途中で消えていることに気がついた。右眼瞼の力は弱かったが、閉鎖は可能であった。つまり、顔面神経の不全麻痺である。

顔面神経麻痺には、中枢性麻痺と末梢性麻痺とがある。扇風機や電車やバスの窓から強風に当たって、いつの間にか顔面神経麻痺が起きることがある。突然顔面半分がダラッとして口も目も閉まらなくなる。これは、頰を走っている顔面神経の眼裂の運動を司る顔面神経の第二枝と口唇の運動を司る第三枝が冷風によって麻痺させられたもので、末梢性である。脳の中の顔面神経核より上位でやられて起こる中枢性麻痺は、口唇や眼裂の麻痺だけではなく、顔面神経の第一番目の枝、すなわち第一枝を含めた麻痺であるので、額の筋肉の麻痺をも含んでいる。額にしわを寄せることができないのが特徴とされている。私の場合は、中枢性顔面神経麻痺である。つまり、右半身麻痺の一所見である。

舌を真っ直ぐ出したつもりでも右に曲がっていた。これは運動神経の麻痺の一所見である。また、舌を左右へ素早く動かすことは不可能であった。咀嚼、エンゲ運動に関しても拙劣(上手くないこと)であった。これらが発音障害を助長していると考えられる。咀嚼は物を噛み砕くことであり、エンゲは食べ物、および液体を飲み込むことである。時々、エンゲに対してむせることがあったのも症状の一部と思われる。

「頭が痛いですか。」「腹痛はありますか。」私は首を横に振った。妻からアドバイスがあった。「何とか言ったらどう。」「口の形を見て。私の真似をして」と妻が言った。しかし、どのようにしたら口が開くかわからない。というより、がんとして口を動かす筋肉が働いてくれないのである。再三妻が要請した。「口を開いて。」妻が私の上唇と下唇を引っ張って、強引に口を開けた。「口を尖らせて。」妻が私の唇をつまんで引っ張った。「息を出して、声を出して。」「オーオーオー。」「舌を持ち上げて上顎にくっつけて、そして息を出して。」「ノーノーノー。」私の第一声であった。〈なんて素晴らしいことなんだろう。〉発声できたのだ。涙がこみ上げてくるのを我慢することもできなかった。「できた。できた。」妻が興奮した。感激して涙がほとばしった。感きわまって抱擁した。こんなに早く第一声が出るとは思わなかった。これこそ妻のお陰だ。私は嬉しくて、「ノー、ノー、ノー、ノー。」何回言ったことか。「ノーと言ったのよ。」妻は狂喜乱舞して看護婦に報告しに行った。

28・左手の書き取り

お粥であったが、食事を初めて許されたのは、第三日目である。この三日間、水以外は口にしなかったが、空腹感はなかった。点滴が持続的に入っていたので、血糖値も上がっていたからであろう。初めての食事なのに感激もなかった。寝たままなので美味しくなかった。仰向けでは飲み込むことはできないので、横向きになって、スプーンを口に運んでもらった。口から先へなかなかお粥が入って行かなかった。二、三口しか採らなかったような気がする。

三日目の午後、ギャジベッドで体を起こすことが許された。そうなってからは、オーバーテーブルがベッドの上に置かれた。両端に、合計四輪の車がついてベッド上をまたぐ形になっており、ちょうど眼前に物が置かれるようになるテーブル兼机である。食事はトレーで運ばれた。

鉛筆は持てなかったが、それ以上に箸を持つのは不可能であった。そこで、食事の時にはフォークを使用することにしたが、スルリと指からスリ抜けてしまう。柄にガーゼを巻いてもらって太くすることによって、かろうじて支えることができた。しかし、どうしても力が入らないため、口にフォークを運ぶことは不可能であった。そこで、フォークを左手に持ち代えた。もともと左利きでない私は、左でフォークを使うのは実に不得意であった。いつのまにか、食べ物を指で摘んで口に運んでしまった。このほうが楽だったからである。「食べなければダメ」と言われるほどに、口へ物を運ぶ苦労を考えると食べる気も起こらなかった。フォークを運ぶ努力が食欲を大いにそいだ。そのような努力をしながら、食べ物を口に入れても美味しくは感じない。昔と味が違う感じがした。料理法が悪いのではなく、舌の感覚が違ってしまったのであろう。

食事が終わると、すぐに勉強に取り掛かった。看護婦が五十音表を持ってきてくれた。「ノー」で気をよくした私は、五十音の勉強を始めた。相変わらず「ノー」以外は発声できなかったが、次の発声を促すきっかけを作るため、とりあえず文字の書き取りを始めた。右手に鉛筆を持っても力が入らない。左手で字を書こうとするのだから始末が悪い。健康時でも左手で書く時に左右逆になりがちなのを、右手で書いたように修正しながら書くのだから、頭が混乱する。

〝あ〟は横棒をまず引いて、次に縦棒で十文字になるように重ねた。簡単なようだが上手く交わらない。電信柱が次々に並ぶ。思うように書けないので、曲がった電信柱が紙一杯になった。うまくいった時には、グルッと鉛筆を回転させて丸を書くと〝あ〟になる。丸の部分が縦棒に絡みつくようになると上手くできない。〈電信柱クルクル〉心で唱えながら、飽きずに次から次へと書いた。字を見ながが

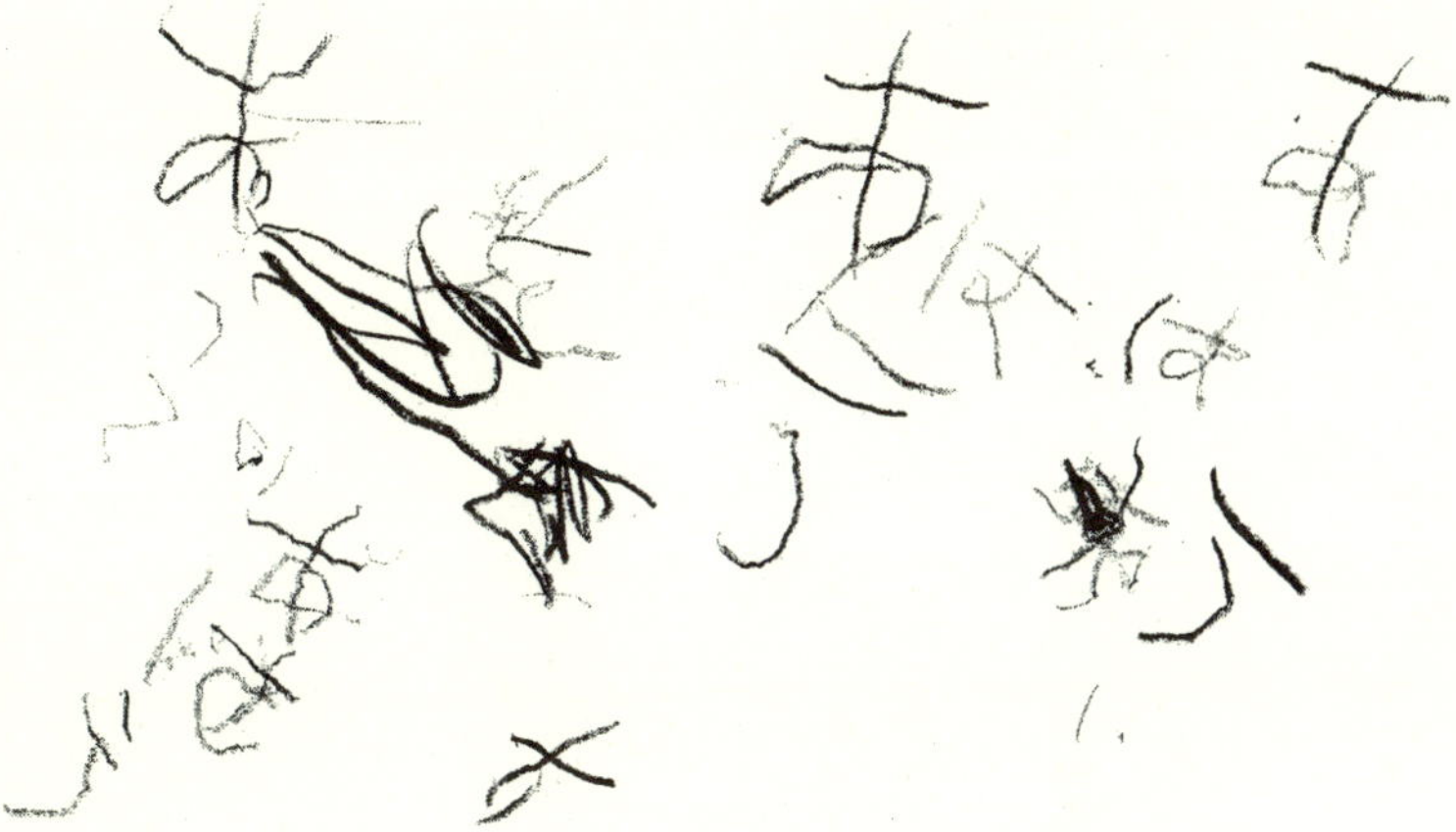

病後３日目、幼児のような〝あ〟

らなぞっているので、幼児が初めて字を書く時のような状況になる。鉛筆を握る手の上に手を包むようにして捕まえて〝電信柱にクルクル〟と言いながら、娘たちに〝あ〟を教えた昔を想像しながら。いつのまにか昔に帰っている私であった。四歳の私の患者であった秀坊から〝あ〟ばかり一杯に書かれたハガキが送られてきたのを思い出した。国立東京第二病院のインターン時代のことである。小児病棟の秀坊は、はや四〇歳になった。

　ところが、五十音表を伏せてしまって、〝あ〟を書こうとすると書けない。不思議なことに、どこからスタートしてよいのかわからない。一本横棒を引いても、次にどうしたらよいのかわからなくなる。ましてや、十文字以後は手が出ない。娘たちに書かせると電信柱だけになったり、クルクルだけで紙一杯になったのを思い出した。しかし、私はこれがばかばかしいとは思わなかった。何回も何回も〝あ〟を書いた。紙屑の山になった。用紙が足りなくなったので、紙の端に〝3F〟と書いた。地域医療部に行って紙を貰ってくるようにという意味であった。

こうして〝い〟〝う〟〝え〟〝お〟〝か〟〝さ〟五十音表を見ながらの書き取りは、書き順はわからないにしても次々とできた。発音しながら〝の〟が書けた。次いで私は〝な行 is easy〟と和英混合の文章を書いてみた。その文は今も私の手元に保存されているが、他の書き取りや文章は全部主治医が持って行ってしまったので今はない。

29・面会謝絶

暗い病室のドアが開いて一条の光が射し込んできた「ダディ、大丈夫！」「私たちがついているのよ。」心配顔の愛美と愛倫が左右から私の頰にキス。ぬくい肌の感触。どこからともなく漂うユリの香りが漂ってきた。愛美はシアトルに、愛倫はオタワに住んでいるので来るはずはなかった。私は娘たちが来るのを期待していたのであろうか？　部屋一杯に充満したユリの香りが私を夢の世界に誘ったのだ。

バラ、ラン、フリージア、ユリ、名前のわからない花が山のように届いた。外科の教室を初め、多くの講座の先生方、県内・県外の友人たち、患者の方々から、果ては琉球大学の学長から。部屋にある借りものの花瓶はたちまち一杯になった。オーバーテーブルをもう一台借りてきたが、それも一杯になった。沖縄にこんなにたくさんの花があったのだろうかと思うほどで、花屋の展示会のようになった。

どこから聞きつけたのか、見舞客が。たとえ親しい友人でも、惨めな私を見せたくない。妻も看護婦もそれを察してか、その都度丁重に断ってくれたが、それをかいくぐって病室まで到達する人もいた。その煩わしさを避けるために、私は面会謝絶の札を掛けてもらおうと思った。しかし、面会謝絶の札はその際必要不可欠の物ではなかったので、多少の遊び心が出る心のゆとりを生じたとも言える。

いずれにせよ、それを妻と看護婦に伝えようと思ったが、発音ができないのでジェスチャーで示そうとした。左手で病室の柱を指さし、次いで親指と人差し指を直角に開いて縦長の四角の形を表して、表札を示すジェスチャーとしたが、右手指が動かない。左手指だけでは表札を暗示しようにもよい方法が考えつかない。したがって、妻にさえ理解してもらえない。記録室に面会謝絶の札があるはずだから、記録室へ行って借りて来るように命じたつもりであった。〈名札……〉、〈表札?……〉〈面会謝絶〉。頭には浮かび、口の先まで出ているのに口はびくともしない。〈もどかしいことこの上なしだ。〉そして、紙に入口のドアの絵を書き、柱の絵を書いたつもりだった。左手で書いたので、そして下手な絵なので誰が見ても見当もつかなくなったはずである。〈えーい! 面倒だ。〉それでは〈四角の中に〝面会謝絶〟と書いてみたら〉、しかし当然ながら〝面会謝絶〟の文字がどうしても思い出せない。〈面会〉と心で叫んだ。〈せめて〝面〟と書けないものだろうか。〉〝面〟は四の字に似ていると思ったが、正確に思い出せない。そこでまず、四角の囲いを書いてみた。中に二本棒を縦に書いた。これで四が書けた。〈もう何画か書き加えれば〝面〟の字ができそうなものだ。〉しかし、どうしても〝面〟が書けないので、〝四〟で代用した。ところが、妻はこれを「ヨン」と読んでしまい、四から何かを連

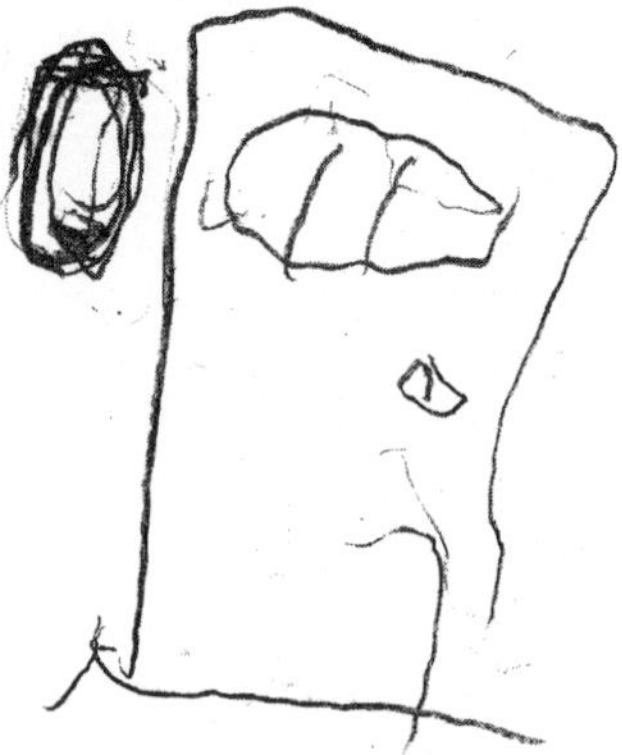

「面会謝絶」の札のつもり

想するために妻はしばしば頭をひねった。

〝謝〟も〝絶〟も画数が多い字のため、思い出すのはまったく不可能であった。〈ほら、部屋の入口に掛ける札。煩わしい見舞い客を避けるための〉と心で叫んだ。どうしても口からは出てこなかった。私がイライラしているので、妻が看護婦を呼んできた。二人はいろいろと思案したが、思い当たらない。〈わからないのならしょうがない。どうしても必要な物ではないのだから〉と言いたかったが言えなかった。ここまでくると、どうでもいいと引き下がるわけにはいかない。こうして、彼らが面会謝絶の札に気づくのに半日を費やした。〈テレビの番組でやるように、普段ジェスチャークイズでもやっておけばよかったのに。〉

30・〝あのね〟

〝の〟の音は口を尖らせて舌を上下して発声する。口の尖らせ方を緩くしてみると〝の〟の感じがなくなって、なまった発音になるのに気づいた。この状態で少し口を引いて、口を少し横に開きめにした。そうすると〝の〟ではなく、〝ね〟の発音に代わるのではないか。こうして、〝の〟に次いで〝ね〟が発声できるようになった。「の、ね」「の、ね」「のね、のね」忘れないうちに繰り返し繰り返し発音した。妻が大喜びしてくれた。このことから、発声の要領がわかってきたので、私も妻も大変勇気づけられた。

「〃あ〃と言ってごらん。私の口を真似して。」どのように口を開けてよいのかわからない。口がびくともしない。そこで、妻は私の口をこじ開けて、上の唇と下の唇をつまんで口を開けた。「息を出して。」簡単なようで、息の出しようがわからない。あまり口唇を長いこと、しかも強くつまみ上げたものだから、口唇が痛くなった。涎が出てしまったので、首を振って〃嫌々〃をした。それをきっかけに、偶然にも〃あ〃と発声した。〈もう一息〉。続いて、できた「あ」と「の、ね」をつなげて発音することに成功した。こうして首を振って「あのね」と言ったのである。妻の喜びはひとしおで、小躍りしてまた看護婦に報告に行った。「〃あのね〃と言いましたよ。」〃あ〃は母音なので、これを元に他の母音〃い〃〃う〃〃え〃〃お〃の発音を工夫するきっかけとなった。

臥位のままだったため、ベッドサイドには書き汚した紙屑が山のようになっていた。主治医は記録保存のためにそれらを全部さらっていった。当日は、消灯時間の九時を過ぎるまで書き取りの練習をした。

病状が落ち着いてきた三日目、妻は貯まった洗濯などの用事の間は、幸地技官に付添いを交代してもらったらしい。私は昼も夜も文字の模写と心に浮かぶ文字の書き下ろしを試みていた。そして、疲れると寝た。安静の命令には逆らっていたから、医師や看護婦には扱いにくい患者にちがいない。幸地技官はかえって一言も声をかけることもなかった。いつも心配そうな眼差しで私を見守っていたのは、医療陣の命令と私の行動との板挟みになっていたためであろう。私がしばらくウトウトして目を開くたびに、彼はまんじりともせずベッドサイドに座り続けていた。常に私をパッチリした大きな目で凝視し、私から目を離してはいなかった。彼は本当に心の優しい男であったが、むしろ〝くそ〟がつくほど真面目で忠実な彼の性格がよく見えるようであった。

31・アカサタナ……

[第四病日]「ガラガラガラ……。」尿器運搬の車の音で目がパッチリした。人心地がついた。夜中ウトウトしていて、窓の外の東の空が白み始めるのが待ち遠しかった。〈さあ、一日が始まるぞ。〉気合いに満ち溢れていた。看護婦が窓を開けてくれた。爽やかな朝の匂いと冷気が胸一杯にしみわたった。昨夜から夜間の付添いはいらなくなったので、自分が自分である幸せを感ずることができた。

「酸素吸入のチューブを取りましょうね。」看護婦がまず壁の酸素スイッチをひねって酸素のボコボコを止めた。すでに酸素吸入は、不必要に感ずるようになっていた。鼻がムズムズしてチューブがじゃまになっていたし、容赦なく止められている絆創膏で視野が半分塞がれていて、しかも顔が突っ張ってこわばっていた。取り払われて何とスッキリしたことか。

欲も得もなくイライラ感に悩まされていたので、膀胱のカテーテルが取り払われたのは何よりであった。また、持続点滴注射の針も腕から抜けたので、腕が解放された。ギャジベッドの起床から自分自身の力で座ることが許されたのは発病後四日目朝のことであった。この時ほど自由の身の幸せを感じたことはなかった。

勇気百倍となった私は、早速、五十音表を見ながら発音を繰り返した。「あいうえお」がとうとう発音できるようになった。要は口の形を決めて、胸と腹に力を入れて息を出すことである。欲を出して母音に続いて、子音にもとりかかろうとした。子音は口の形や唇や舌の動きを伴っている。〝か〟の発音は単に口を開くだけではなかった。口を大きく開かないで半開きにする。舌をどの位置に持っていってどう動かすか、顎関節を使うのかどうか、発音の仕様を分解して順序立てて考える必要があった。〝か〟の発音時の口の開き具合のままにして唇の形を変えれば、カ行の〝き〟〝く〟〝け〟〝こ〟が出てくるはずである。

この時、不思議なことに気がついた。「あいうえお」「かきくけこ」の順では発音できるが、単独では、たとえば〝え〟〝こ〟のように特定の文字を突然に指されると発音に詰まってしまう。つまり、〝あ〟から順序よく発音して、そこの文字まで到達して始めて発音できた。しかし、会話はいつも「あいうえお、かきくけこ」の順に出てはこないので、それぞれの発音がどんな順序でどんな組み合わせであろうと、即座に発音できなければならない。そこで、五十音表をアトランダムに指してとっさに発音することを試みた。しかも、時と場合によりけりで、できる場合とできない場合とがある。そのために、繰り返し繰り返しトライしていく必要があった。要は粘り勝ちである。

ところで、五十音表を縦に見るのは新規の一音一音の練習には便利であるが、アトランダムに発音する時にはむしろ「あかさたな……」のほうが便利であることがわかった。五十音表で発音したい音の位置に到達するのが容易だったからである。また、横列の場合は口の形を一定にしたまま連続的に発音することができるのに気づいた。発音上容易にできることも知った。

ところで、横あ行と横い行は最後の「わ」や「ゐ」まで簡単に発音できたが、なぜか横う行は途中で止まってしまった。口唇を尖らせたままなので口唇の筋肉が疲れたのかもしれない。

病棟の起床のころ太陽と共に妻が現れた。昨夜は妻にとって病後初めての外出であった。心配で眠れなかったとのことであった。「あのね、あかさたなはまやらわ……。」妻は声を出して泣きださんばかりであった。第四病日は、早朝から目覚しいスタートを切った。

32・余計な検査

看護婦を通して、明日は腎機能検査があるので朝食を抜くようにと予告があった。第四病日の準夜のことである。クレアチニン・クレアランス・テストとフェノール・フタレインによる腎排泄機能テストである。私はタンパク尿も出ていないし、腎臓も悪いはずがない。どうして腎機能検査をするのだろうか？　脳アンギオの場合は、やむを得ず行ったが、腎機能の場合は違う。検査そのものの必要性が問題である。私は大いに疑問を感じた。

一般的に見て、大学病院は同一病名でも保険請求点数が、一般病院の倍にもなっていると言われている。これは、高額の検査や病気と直接関係ない検査をどんどんやるからだ。研究的色彩の強い検査が行われることが多い。どうしても必要な検査とは思えない。〈この内科は高血圧内科だから、全員腎機能検査をやらなければならないのだろうか？　データを揃えるだけなのでは？〉と私自身勘ぐった。

やっと食べ始めたばかりの朝食を無駄に禁食するのは嫌なものだ。言葉ができないと、一層ひがみやすくなる。腎機能検査は、食事を延ばすだけで、患者にはさほど負担になる検査ではないことはわかりきっている。しかし、何か急に腹が立った。無性に反対したくなった。

医師は患者や家族に何の検査を、どのような目的で、どのような方法で行うという説明と同意が必要である。腎機能検査の場合は、尿を頻回にしかも最後の一滴まで採るようにしなければ正確な答とはならない。したがって、患者の納得ずくで行うことが肝要である。患者の協力なしにはできない。

そこで私は「no need.」と答えた。「I don't understand why……?」それ以来、妻との応答、看護婦との応答すべてがたどたどしい英語だけになってしまった。並んだ尿コップに名前が書かれていた。看護婦からの連絡を受けたのか、主治医が現れた。「腎機能検査はしなくてもいいですよ。」

しかし、これがますます私の勇気を奮い立たせた。英語のアルファベッドを書いてみた。ABCD……XYZ.とうとう最後まで書けるようになった。そしてできる力をありったけ使って、しきりに自分の状況を紙に書きつけた。英語と日本語を交えていた。〝English と漢字は発音ができやすい〟〝least memory, least knowledge はボケになる。〟ここで私は vocabulary が非常に限定されているのを実感した。そのために心に思い出す単語を片っ端から羅列してみようと思った。Arise, awake, become, begin, band, bet bleed, bright, blow, bread, bring, built, bay, can, cast, catch, come, cue, dig, do, drow, drown, drink, drip, drive, drip……. そして数字では、one, two, three, four,……。

33・Keep necessary expressions

第四病日は、午前、午後から消灯後まで英語の文章を途切れ途切れではあるが、書き続けた。書くのと同時に、発音することを試みた。次第にしゃべる語彙が広がり、単語も多くなった。そして、しゃべる文句や熟語が長くなった。そしてそれらをつなげることによって、纏まりが出てきて、ストーリーを構成するようになった。しかし、この際感じたことは、短いシラブルの少ない単語はよく出てきて使えるが、シラブルが多くなるほど書くことにも発音することにも困難を感じた。ことに、シラブル四以上の単語は、発音の処理がほとんど不可能であった。stripe, spring, special, sponge 等のようにｓとｐが続いた場合や、strong, station 等のようにｓとｔの続く単語の発音が難しかった。途中から大きく口の構造を変えて強勢を加える必要があるからである。また、Philippine や English等のような、頻繁に口唇を動かしたり、舌の運動の大きい単語は上手く発音できないこともわかった。私は今でも prescription（処方箋）の発音に問題がある。発音が難しい時はゆっくりと、そしてスペルを念頭に置いて口唇や舌の位置を考えて調整しながら、何回も練習が必要である。また、少し休むとすぐ元に戻ってしまうので、繰り返して試みる必要があった。

私は朝食の要求も英語で行った。I dislike gruel. ここで苦手であったのは、gruel である。ul と続く単語は比較的英語の発音としては難しい類に属する。gurule, greule, gurele 等スペルの配列を変えて、いくつもの可能性のある発音の練習を行う必要があった。

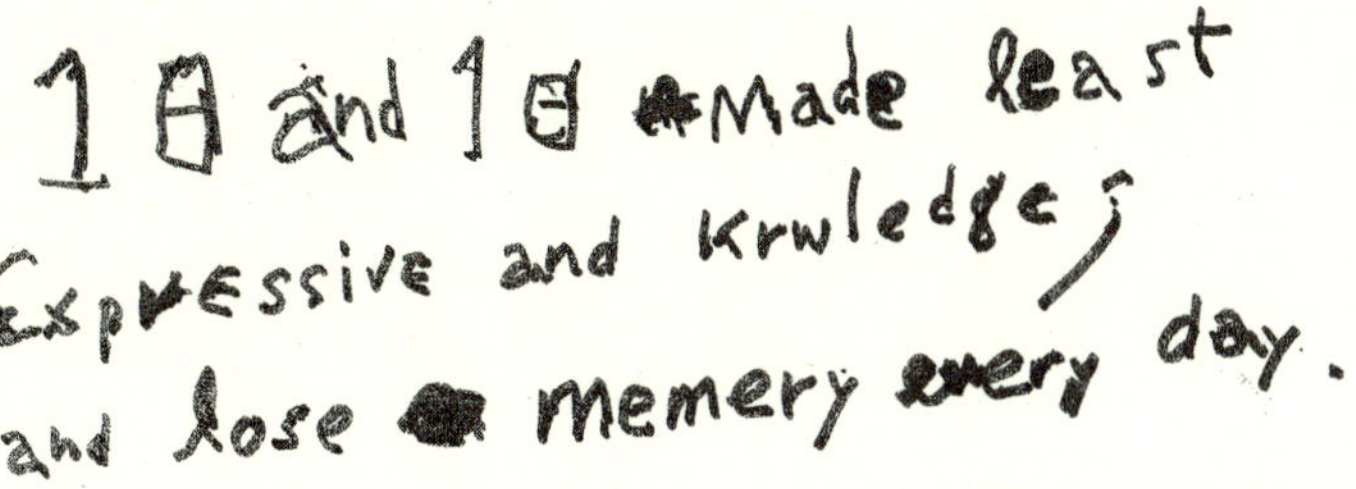

1日 and 1日 made least
Expressive and krwledge
and lose memery every day.

病後4日目、英語の文章をとぎれとぎれに書き続けた。

Tell them to bring bread and coffee in the morning. Serveという単語を用いたかったが、serveの発音の構成を考えて工夫する努力を避けるために発音しやすいbringで代用した。少々長い文章になると、いったん文章を書き下ろしてから発音する。ところで、morningに関してはスペルがわからない。そこで、発音から考えて、たくさんの当て字を書いてみて、その中から満足感の得られる単語を選ぶ。この場合も、monig, mourning等から選んで、最後にmorningに落ち着いた。

こうした場合、いつも辞書の必要性を痛切に感じた。しかし、この時点でも私の願いである辞書がまだ届いていなかった。英語の辞書を持ってくることを再度要求した。したがって、この時点までは私自身で私の頭に浮かび上がってくる単語、用語のみを用いて書き連ねたものである。

Tell Mr. Kochi to bring English dictionary. I would like to express my ideas. It is all right to express them only by short words. Less than four syllables are easy. Long words are un-understandable. Day by day, I lose memories. I want to keep at least necessary expressions and knowledge's as soon as possible. Teach me how to pronounce S and P or T connection sounds.

病気をしてから使う初めての言葉は、日本語でも英語でも目新しく感じられた。一回でも使って満足できると、二回目からは非常にスムーズに出てきたし、学校時代の学習よりもきわめて早く再獲得することができた。

34・脳を刺激する

[第五病日] 主治医が脳卒中患者の言語障害調査用紙を持って現れた。第五病日の朝のことであった。「くだらない質問かもしれませんが、質問用紙の順に質問しますので答えてください。」すごく厚いもので一〇頁ぐらいあったであろうか。山のような質問項目があった。彼が一問一問読み上げて、私の応答状況を記入していった。読解力、発語力を調査するものであって「お名前は?」「鈴木さんですよね?」から始まって……。二〇問過ぎたところから回答状況が好転したので、彼は第一問に戻って障害レベルのチェックを修正した。三〇問過ぎたところで、またもや一段と好転し始めた。もう一度第一問に戻って修正を始めた。五〇問程度のところで、見違えるほど状況が良くなった。この質問が、私の脳のリハビリに拍車をかけてくれたように思われる。主治医の質問、応答、対話が的確な脳の刺激をもたらしたのであろう。一問一問、一刻一刻、見る見るうちに改善していくのを自分自身で感じた。「もういいでしょう。」主治医は、とうとう途中で調査を諦めて帰ってしまった。

脳卒中の調査質問事項については、調査時点ではすべての質問事項は理解可能であったが、最初は回答がわかっていても、それらをとっさに表現できないものが多かった。〝I could answer all of them〟と書いたと記憶している。考えてみると、あれからわずか半日しか経っていないのである。素晴らしい進歩があったと我ながら感心した。自分でも面白いようであった。しかし、詳細な長い文を書くには、それに与えるエネルギーが不足していた。

十一月下旬に、ロータリークラブの名嘉眞氏の息子の結婚式に呼ばれていた。彼の息子は高校生時代に紹介された私の患者で、大動脈弁閉鎖不全症であった。当時は、薬の内服や手術を要さなかったが、経過観察を要したケースだった。その後の健康状態は聞いていたが、早いもので結婚を迎える年頃になったのだ。妻から案内状を見せられた。私は入院のため出席できないことが気がかりだった。そこで、私は妻に代理出席をしてもらおうと思った。“Call Mr. Nakama not to come up to wedding ceremony, because of hospitalization. And tell him, Yoko to go to wedding instead of me.” しかし、後になってこの件を妻に確認したが、私のこの希望は叶えられなかったという。

35・英語と日本語は脳の別の場所にストックされる

英語と日本語は、脳の違うところにストックされるようだ。五日目の金曜日であった。早朝、妻が来室するなり英語のおしゃべりを始めた。昨日、病棟の看護婦の申し送りで私のことが問題になったようである。「英語しかしゃべれない」と。私はわざと英語をしゃべったわけではなかった。言葉が英語でしか出てこなかったのである。私自身も「困ったものだ」と思っていた。一方、「娘たちがアメリカに行っているのだから、英語だけでもよしとしなければ」とも思った。

我々は結婚当初、英語だけで妻と話をする時間を持っていた。私の英語かぶれによったものかもしれない。妻と二時間も三時間も英語でしゃべり続けたこともあった。相模湖に遊びに行った時のことである。東横線の学芸大学駅から中央線の相模湖駅に着くまで二時間ほどかかった。どうしてか英語でしゃべったのに、妻が泣き出した。英語なので誤解が解けるまで、またもや長い時間がかかったような記憶がある。我々日本人にとっては、普段でも英語ではまどろっこしいので、互いに内容を理解するまで一層の長時間を要するものである。

〝Breads and soybean soup were served this morning. These combination were very bad, do you think so?〟私は父の習慣によって、物心ついた幼児のころから朝はパンとコーヒーが朝食であった。したがって、朝が和食だと一日中落ち着かなかった。また、粥はなおさら好きではなかった。そこで、パンとコーヒーを要求したのだ。ところが、その日はパンと味噌汁の朝食だった。何という組み合わせであろう。ただでさえ、食欲をなくしている患者が多いはずなのに。しかも食事は入院中のささやかな楽しみの一つでもあるのだから、もう少し患者個人への配慮が必要ではなかろうか。

「凄く良くなったですね。ゴルフもできるようになりますよ。脳卒中の後プロゴルファーでスコアをあげている人もいるのですからね。心配することはありませんよ。」柊山教授はニコニコしていた。小嶺主治医と病棟婦長と三人のみで部屋に入ってきた。

I don't like so many doctors and students coming into my room when professor's rounds.婦長を通して事前に申し入れてあった。他のドクターたちは廊下にたむろしていた。話し声が聞こえた。何か検査のことを言われたので私は「no need」と答えた。「先生は何でも反対するね。No doctorですな。」

正午頃であった。地域医療部の安里助手が久米島の仕事を終えて帰ってきた。「うちの親方は困ったものですね。英語しかしゃべれないのですから、使いものになりませんね。」私の前で話した彼の言葉が、強烈に印象に残った。これは、彼が無頓着にしゃべったのだろうか？　彼は涙を浮かべながらだったと後で妻が説明してくれた。とすると、私の奮起を促すために、わざと聞こえるように話したのかもしれない。彼は私の病気に関する情報を何らかの形で得て全貌を知っていたと思うので、何か悲しいこと、悔しいことがあったのではなかろうか？　彼は感激屋だった。彼はいつも平然としているようだったが、意外に神経細やかな彼の心の内を見たような気がした。

〈そうだ。日本にいる限り日本語でないと仕事にならない。〉〈英語でしゃべれるからと言って満足してはいけない。日本語ができるようにならなければ。〉そこで、一生懸命日本語が口からも手からも出すように努力することにした。しかし、この段階では日本語を一言でも発しようとすると、私の思考がすべて止まってしまった。一方で冷静に考えてみると、この現象は大変興味ある体験だと思う。英語と日本語は、言葉の配列が違っている。英語の場合は、主語の次に動詞がきて主体の行動の説明に直接入るのだが、日本語の場合は、主語の次に長々と付属語があった後に動詞、つまり主体の行動説明に入るのである。したがって、脳の思考内容は同じでも、思考順序がまったく違っている。英語と日本語をチャンポンにしゃべると、主語に続く次の表現のところで言葉が詰まってしまうのみではなく、思考がストップしてしまい、頭の中がパニック（大混乱状態）になるのを体験した。英語の場合は徹底して英語で、日本語の場合は徹底して日本語でしゃべらないと、頭の回路に混乱を来たすらしい。私は、日本語の言語中枢と英語の中枢の局在が違う場所にあって、両中枢の連絡が悪くなっているせいではないかと思う。「生まれつきの日本語と苦労して獲得した英語の脳内のストック場所が違うということでしょうか？」この体験を話した時、友人が目を丸くして質問した。

36・ブクブク水の泡

午後になって、理学療法部の前川技師が現れた。彼女は琉球大学保健学科卒業の理学療法士で、言語障害担当である。すなわち、スピーチセラピストである。主治医からの依頼があって、私の部屋まで来てくれたのだ。彼女は琉球大学病院のただ一人のスピーチセラピストであったため多忙であった。理学療法部で仕事をしていたものの、口腔外科に席があった。なぜなら、琉大では兎唇や口蓋裂、いわゆるミツクチの患者の発声のリハビリは、もっぱら彼女が担当していたからである。「脳卒中の患者の言語療法は、経験が浅いのです。したがって自信はありませんが。」たいへん謙虚でおとなしく、まじめな技師であった。私と少々英語で話し、妻としばらく日本語で話していた。私の障害の程度と全身状態を知るために来たのである。「今の状態は失語症と言うより構語障害が主体ですね。必ず日本語がしゃべれますよ」と彼女が言った。

　失語症とは言語の中枢がやられ、発語ができなかったり、発音がうまくできないものを指している。構語障害は、ミックチのように発声を司る末梢の構造、つまり口蓋、舌、顎、声帯、咽喉、鼻等の障害で声音がうまく作れないものを言う。私の場合、構語つまり発音に関わる筋肉の麻痺によって、スムーズに舌や口の周辺の筋肉が動かないこと、俗に言う口が廻らないことが主体と考えられた。構語障害の極端なものが喉頭癌で、声帯を切除したものである。声を出す声帯がないので、人工声帯を食道の入口に移植したり、あるいは声帯の代わりに食道を使って発声練習をする。後者の場合は、食道から空気を出して声を作ろうとするためのリハビリ等が行われる。彼女は、ことに構語障害に携わるリハビリの専門家でもあった。「明日から病棟に往診しましょう」と言って退室して行った。

　彼女はいったん自分の部に戻ってから、もう一度用具を持って現れた。コップに水を入れ、ストローをそれに入れた。「発声の基本は吸うことではなく、息を吹き出すことなのです。息を吸い込みながら声を出すことはないでしょう。」「ストローを水の中に入れて、ブクブクと何回も吹き出してください。空気の泡がブクブクと上がりますね。そのコツを覚えてください。」「そして、その口の形で息を出すと声になるのです。」「口の形を決めて、息を吐くのが音を出すコツです。」「それから息を強く吹き出すにはヘビ笛を使うといいですよ。」よく縁日などで売られている子供のおもちゃである。笛を口にくわえて息を吹き出すと笛の先がヒュルヒュルと伸びる。口を笛から離すと中に入っているバネによって、カタツムリのように丸く元のようになる仕掛けである。このときに、ピーピーと音がする。

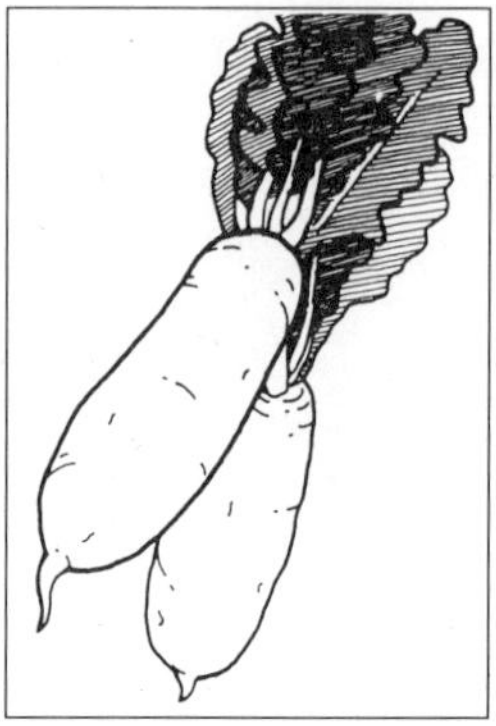

言語リハビリに使用される絵
発音練習カード　大根

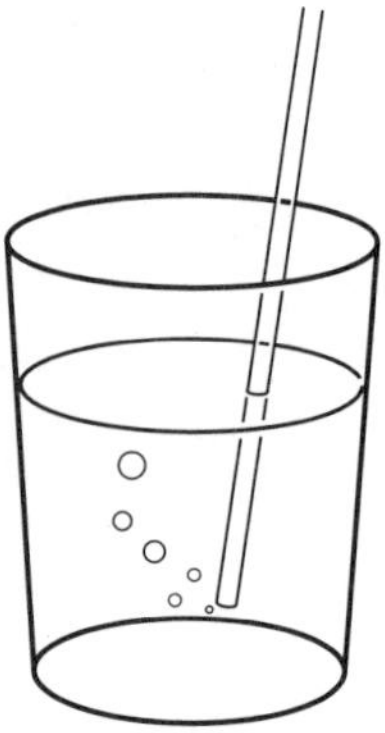

発声の第一歩は「ブクブク」

「これを力を入れて何回も吹いてください。」笛を二、三個持たされた。このような発音の機能訓練が必要である。「唇をすぼめて吹く練習をしてください。そして、それを次第に速くしてください。また、舌を前後に動かす練習を繰り返しやってください。」

次に、単語カードを一束。五〇枚ほどあったであろうか。カードはハガキの半分くらいの大きさで、表に白黒で簡単な絵があり、裏には平仮名と漢字で文字が書いてあった。子供の絵本をカードにしたものである。「この絵を見て発音するようにしてください。だいこん、にんじん、きしゃ、いぬ、ねこ、くも、ひこうき……。」「今日は言語障害の程度を知るために来たのですから。では、月曜日から言語リハビリを始めましょう。」立ち去ろうとした彼女を引き止めた。「Today is Friday. From Monday? Saturday and Monday are holidays?」私は質問したというより、せがんでいたと言ったほうがよい。一日も一刻も早く練習したい。私はやる気満々だった。この二日はもったいないという気持ちが先走った。一日遅れは、それだけ多くのメモリーが失われる。残念だと思った。多分それが態度に出ていたのであろう。それを即座に察知したらしかった。「では明日も来ましょう。こんなに熱心な人は見たことないですね。リハビリの成果が楽しみですわ。このようなケースは始めてです。私にももっと勉強させてくださいね。」私の気持ちを十分に汲み取ってくれたことに感謝すると共に、彼女の言っていることはお世辞や義務としてではなく、本音であると感じとることができた。この人の指導であったらやりがいがある。頼りになる。この時ほど琉大に残って良かったとつくづく感じたことはなかった。

37・初めての受話

私は乗りに乗って、一人静かに勉強ができた。ストローのブクブクはすぐマスターした。今日でも構語の基本はストローであると思っている。今でもしゃべっている間に息が切れたり、歌っている間に呼気が終わってしまう。これは、息継ぎが下手であるからである。一辺に息を出さないで徐々に出して、声を伸ばすのが会話のコツでもあり、上手く歌を歌うコツだと思う。ヒュルヒュル笛も何度か練習した。これをくだらないと思ってはならない。最初の基本は、ことあるごとに繰り返す必要がある。

単語カードの五〇枚は単純なものばかりなので、一〇分もしないうちに終わってしまった。カードの裏面には答えとして平仮名が書かれていた。今回は、日本語の発音練習のために用いた。裏面に漢字や英語を書いて、その単語発音や書字の練習に使ってもよかろう。

夜十一時〈もう寝なければならない。〉「リンリンリンリン……。」部屋の電話が鳴った。当日から病棟婦長の配慮によって、個室に移ることができた。その部屋は電話もついていた。〈どうしようかな。しかし、誰もいないのだからやむを得ない。エイッ、何とかなるだろう。〉思い切って受話器をとった。「もしもし……。」東京の弟の奥方からであった。初めての受話でもあった。心臓の鼓動も最高に達していたし、息を弾ませながら私は必死に応答した。用件の答えを何とか返すことができたと思うが、何と答えたかまったく覚えていない。「よくわかりましたよ。」後々の語り草になっているが、わかるはずはなかったので、彼女のお世辞であったのだろう。しかし、弟から聞かされている私の病状から考えて多分信じられなかったにちがいない。「まさか。」彼女は耳を疑ったであろう。

通話が終わって〈妻に電話で伝えよう〉と思って受話器をとった。〈098-877-1043〉と心で呟いた。いざダイヤルしようと思ったがどの数字がどの番号かわからない。ダイヤル式なので、受話器の穴の中に数字が見えた。左から0・1・2・3・4・5・6・7・8・9の順にダイヤルが並んでいた。左端にダイヤルストッパーが付いていて、そこで回転が止まるようになっている。ここは市外だから市外局番が必要なこともわかる。また、院内からのコールなのでその前に0が必要なのもわかる。〈0、0、0、0〉〈ダイヤルの左端が0の穴であるらしい。〉やっとのことで0をダイヤルできた。しかし〈9、9、9、9〉とっさにはどれが9なのかわからない。数字で順番よく0・1・2・3・4……と書けばわかるだろうが、今さら書き下ろすこともできない。冷や汗が流れた。

〈文字の書き取りのように、電話帳の電話番号簿の数字と電話器のダイヤル番号数字を合わせればいいだろう。〉自分の手帳を一頁、一頁めくってみたが、あいにく他人の電話番号は一覧されているが、どこにも自宅の電話番号は記載されていなかった。そこで、まず自宅電話番号を〈098-877-1043〉を心で呟きながら書き下ろしてみようと思った。ところが、書こうとしても1も2も3も数字としては書けなかった。がっくりしたまましばらく考え込んでしまった。

結果、手帳の電話番号簿の一覧表から自宅の電話番号を見つけることはできなかった。私の英語の名刺のみに、自宅の電話番号を記入しているのを思い出したのは数時間後のことであった。

「チクショウ！　何ということだ。」意地の悪いことに、せっかくの電話器が私には利用できなくなっていることがわかったのは後からである。部屋の電話器は自動ではないので、必ず交換台を経由することになっていた。その場合は、まず9をダイヤルしてから相手の電話番号を交換手に正確に伝えなければならない。その時点では、数字を読み上げることができなかったので、交換台経由は不可能であった。昨夜の努力は何だったのだろうか、まったくの徒労であった。

38・電話のせっかち、意地悪

［第六病日］　翌早朝のことであった。私はトイレや洗面などのための車椅子移動が許されていた。昼間は顔見知りの人々に会うので、人気の少ない朝の時間を見計らって車椅子で部屋を抜け出し、病棟の公衆電話のところへ行った。もちろん、手帳や筆記用具など十分な準備を整えて。

いざ電話器を前にしてみると、怖じ気が先に立った。〈上手くいかなかったらどうしよう。〉電話をかけるには勇気が必要だった。さんざん思い悩んだ。〈この時しかない。〉思い切ってかけることにした。まず、受話器を外して、一〇円玉をコイン穴に入れた。レシーバーを耳と口に当てた。病棟の公衆電話は、昔風のダイヤルホーンであった。0のダイヤル穴に右人差し指を突っ込んで左手を添えてダイヤルを右に回転した。0のダイヤル穴は左端にあって、回転距離が最も長い。しかも、ダイヤルする時は指を回転させなければならない。どこまで回したらよいのかわからない。それもそのはず、右人差し指は運動麻痺が残っているばかりか、知覚麻痺がある。指がダイヤル回転のストッパーの終了点に触れたかどうか感じない。そのため、いったん受話器を置いてかけ直すことにした。今度は、0のダイヤル穴に左の人差し指を突っ込んで回した。かつて左指でダイヤルを回したことはなかった。そのため、スムーズに円く回せないので、回転中に途中で引っかかった。その都度最初からかけ直した。ダイヤルがストッパーに着いて手応えがあった。こうしてやっと0ダイヤルができた。ところが、「ツーツーツー。」もう一度、初めから一〇円玉を入れてかけ直した。

次はダイヤル9である。しかし、次の数字がどれかわからなかったので、名刺の数字と文字盤の数字が同じである穴を見つける必要があった。9ダイヤルはダイヤルストッパーの終点に最も近く、回転距離が近いため回すのが容易であった。〈右人差し指にしようか、左指にしようか、多少なりとも知覚が残っている右中指にしようか。〉やや躊躇していた途端に「ツーツーツー。」時間がかかりすぎたので、また通話が切れた。先ほどの「ツーツーツー」も同じ理由だったかもしれない。

また最初から0を回し直した。左指では中途で引っかかるし、右指もダイヤルするにはおぼつかない。したがって、目で見ながら終点についたことを確認しながら、右人差し指をダイヤル穴に突っ込んだ。急いで回さないと前のように切れてしまう。文字と穴の数字を見比べながら、0、9がダイヤルできた。〈次の文字はどれかな。〉名刺の三文字目を探し、ダイヤルの8の穴を探しているうちに「ツーツーツー」となった。「せっかく回転できたのにチクショウ、残念。」またまた0から始めなければならなくなった。0 9 8-8 7 7-……。一文字一文字回転する間に何回も「ツーツーツー」となった。紙の文字を見ながら、かつダイヤルの文字の形と合わせながら、文字を見て穴に入れて円く回転させて、終点についたことを確認する。「ツーツーツー」〈電話のせっかち！　もう少し人のことを考えてくれてもよさそうなものなのに。〉私は意地になって粘りに粘った。

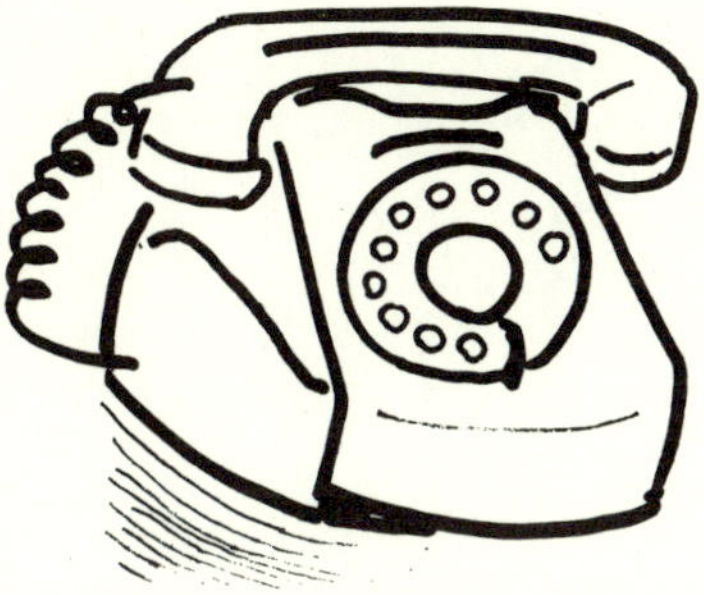

電話の意地悪

一時間ほど電話と格闘した。やっとダイヤルが完了した。名刺をポケットにしまった途端に「ただいまお客様のおかけしている電話番号は使われておりません。もう一度ご確認の上おかけ直しください。」〈この意地悪。〉テープの言葉が恨めしかった。〈これだけ確認しているのに。〉容赦ない電話器を殴りつけてやりたかった。

気を取り直して、もう一度最初からかけ直した。何回かトライしたあげくに、やっと「リンリンリン……。」〈やれやれ、やっとかかった。〉ホッとした。ドキドキして声を聞いた。それも束の間だった。「もしもし、こちらはAです。」相手の声がいきなり聞こえた。間違ったところへ着信のである。「すみません」の言葉が出てこない。受話器を切った。

もう一度振り出しに戻ってダイヤルをしなければならない。ダイヤル二回で「ツーツーツー」、四回で「ツーツーツー」、五回で「ツーツーツー」、何回かけたかしれない。ダイヤルとダイヤルの間が数秒空くと「ツーツーツー」切れてしまう。電話というものは、こんなにせっかちだっただろうか。人の苦労も知らないで〈電話の意地悪。〉

39・シサン12

電話の事件から、数字の発音や記載の必要性を痛切に感じた。電話だけではなく、日常生活に数字は欠かせないものなのだ。そこで、第六日目から数字の練習に主力をおくことにした。

まず、数を空で暗じてみることにした。もちろん、声を発して。日本語で1・2・3・4・5・6・7・8・9・10・11・12……68・69・70。そこまでくると、目がクラクラしてきていったんストップした。しばらく休んでから、また1からやり直した。1・2・3・4……123・124。ここでまた、奈落の底に落ちこんだ。

やるたびに数字の範囲が伸びていった。数字を音読する練習は重要であった。しかし、表のように順序よく並べた数字は諳んずるのは簡単である。ところが、アトランダムの数字の音読には迷いや間違いが多かった。6を見て「5」と発音したり、7を見て「8」と発音したりした。ことに、一つ前後の数字の読み間違いが多かった。

足し算の計算は、比較的問題はなかった。しかし、なぜか引き算は不得意であった。なぜだろうか？この練習で感じたのは、私の算数能力がやっと小学校一年生のレベルしかなかったということである。

その後も数字の読み違いが頻繁に起きた。現在もそれが続いている。二月十三日を三月十四日と発音したり、十六時の会合を十八時と言うのは、十八時は午後六時なので普段でもありうることだ。十六時を十五時と言ったりすることがよくある。これは計算の間違いではなく、読み違いである。つまり、お釣りの数え間違いではない。こうした間違いが頻繁に起きた。これは失語症の一種の不全型で起きることであり、完全失語よりも不完全失語症のほうが始末が悪い。なぜなら、外見上障害を自他共に余り感じない。はたから見ても障害者と認められていないため、他人から誤解されたりして、互いにトラブルとなるのである。本人すら障害者とは感じていないのだからやむを得ない。そこで私は仕事を再スタートした時には、特に日付や時間の言い違いに気を配るようにした。意識して発音したり、再確認をしつこく行うことにしたのである。

次に小学二年生のレベルに進級したものと決めて、かけ算の九九をやってみた。「ニイチガニ」、「ニニンガシ」、「ニサンガロク」、「ニシガハチ」……。語呂がよく、リズムに乗っているので考えもしないで暗記したものが出てくる。ところが、いったん「九九のリズム」に違和感を持つと引っかかって止まる。すると、その続きが出てこない。いったん引っかかると、最初から始めなければならなくなる。不思議に引っかかるところは、いつも同じ場所である。それらは「リンシ」ではなく「シサン」、

1	2	3	4	5	6	7	8	9	10
11	12	13	14	15	16	17	18	19	20
21	22	23	24	25	26	27	28	29	30
31	32	33	34	35	36	37	38	39	40
41	42	43	44	45	46	47	48	49	50
51	52	53	54	55	56	57	58	59	60
61	62	63	64	65	66	67	68	69	70
71	72	73	74	75	76	77	78	79	80
81	82	83	84	85	86	87	88	89	90
91	92	93	94	95	96	97	98	99	100
101	102	103	104	105	106	107	108	109	110
111	112	113	114	115	116	117	118	119	120
121	122	123	124	125	126	127	128	129	130

2×1=2	3×1=3	4×1=4	5×1=5	6×1=6	7×1=7	8×1=8	9×1=9
2×2=4	3×2=6	4×2=8	5×2=10	6×2=12	7×2=14	8×2=16	9×2=18
2×3=6	3×3=9	4×3=12	5×3=15	6×3=18	7×3=21	8×3=24	9×3=27
2×4=8	3×4=12	4×4=16	5×4=20	6×4=24	7×4=28	8×4=32	9×4=36
2×5=10	3×5=15	4×5=20	5×5=25	6×5=30	7×5=35	8×5=40	9×5=46
2×6=12	3×6=18	4×6=24	5×6=30	6×6=36	7×6=42	8×6=48	9×6=54
2×7=14	3×7=21	4×7=28	5×7=35	6×7=42	7×7=49	8×7=56	9×7=63
2×8=15	3×8=24	4×8=32	5×8=40	6×8=48	7×8=56	8×8=64	9×8=72
2×9=18	3×9=27	4×9=36	5×9=45	6×9=54	7×9=63	8×9=72	9×9=81

「ゴシチ」ではなく「シチゴ」、「サンシチ」ではなく「シチサン」等であった。それらは、いずれも大きな数字が前の段にある。これらは語呂が悪く、普段余り用いない「九九」である。

ところで、「九九」を順序よく暗唱するのではなく、アトランダムに選んでみる。目をつぶってから表を指で指し、目を開ける。即座には答えが出てこない。「シク」、「サブロク」……。小学生と違うのは、一回目は出てこなくても、一度解答すると二回目はすぐ出てくる点である。ちょうど、つかえていた下水が掃除されたかのように。

「九九」は一種のリズムである。特に意味もない。そこで、小学校の時に習ったモールス信号を試してみようと思った。「イトウ」「ロジョウ・ホコウ」「ハーモニカ」「ニユウヒゾウカ」「ホウコク」「ヘ」「トクトウセキ」「チカトーキ」「リュウコウチ」「ヌリモノ」「ルールシュウセイス」……。リズムに乗って空に出てくる。このように、暗記暗唱には意味などないほうがよい。

40・空オケ

【第七病日】 脳の言語中枢の局在は左脳である。右脳には、音楽リズムや図形や芸術の中枢があると言われているのを思い出した。〈もしかして、歌なら歌えるのではないか。やってみよう。〉病室は一人だったので歌ってみた。私の大好きな十八番の一曲、〝Yesterday〟。七日目の早朝のことであった。

Yesterday all my trouble seems so far away……

まさかと思って、自分の耳でなく声帯を疑った。なんとビートルズの〝Yesterday〟が引っかかりなしに全歌詞を完全に歌えるではないか。夢のようであった。何回も歌ってみた。こんなに難しい言葉がスラスラと、しかも繰り返したのではなく一度で。私は歌詞の意味を考えていない。まさに、リズムに乗って口ずさんでいた。したがって、〝Yesterday〟は私の右の脳にリズムと共にストックされていたのであろう。もし、歌詞を読み上げたのであったら、たどたどしかったであろう。そんな試みをするよりも驚きと喜びで一杯だった。

妻の来室が待ち遠しかった。九階の病室の窓から駐車場に入ってくる車を一台一台見つめていた。黒い「ホンダのワゴン」から妻が降りてくるのが見えた。到着がもどかしかった。〈病院のエレベーターは何と遅いんだろう。〉

妻が来室するなり、「ちょっと聞いてて。Yesterday all my trouble seems so far away……。」一気に歌い上げた。妻は驚いて素っ頓狂な声を出した。

〝Yesterday〟が私の病後の第一曲となった。これが「言葉は左、歌は右」の標語となった。数ヶ月後、ロータリークラブに出席してこの話をしたところ、金城さんがこのことを「カラオケの効用」というタイトルで新聞に載せた。ここで私が強調したいのは、カラオケで歌うとしても、歌詞を読んで歌うのは左脳を使って学問をしているのと同じ。空暗記した音楽をリズムと共に歌うということである。これが右脳で歌うコツであると。まさに空オケなのである。

さらに八ヶ月後、娘愛美の結婚式で米国のシアトルに行った時、米国でも流行しだしていたカラオケ・レストランで〝Yesterday〟を歌って、拍手喝采を浴びた。これは日本人が〝Yesterday〟を歌ったからで、米国人が歌ったのでは拍手もなかっただろうし、カラオケの効果も期待できなかったであろう。米国人がカラオケの効用を期待するのなら日本の歌でも歌ったらどうであろう。

41・ナタリー

〝Yesterday〟が歌えたので、次にスペイン語の歌も試してみた。リズムを口ずさむと共に、歌詞がすべて脳から口へ流暢に流れ出てきた。何と英語の歌よりもっとスムーズではないか。歌手として有名なフリオ・イグレィシャスの歌である。

Nathalie en la distancia tu recuerdo vive en mi yo que fui' tu amor del alma y a tu vida tanto di. ……

私はもともと英語やスペイン語の歌が好きで、歌詞を空暗記して得意になって歌っていたものである。スペイン語が特に堪能であったわけでもないから、歌詞の意味をまったく考えないで、リズムに合わせて口ずさんでいた。これは、正解だったように思える。歌詞を読みながらの歌は、どの単語をどう切るかを考慮して歌うので、かえってたどたどしくなり、小学校一年生の拾い読みのようになるであろう。すなわち、文字を読み上げるのは左脳を使って行われるが、リズムの一部としてストックされているものを出すのは右脳の役割なのである。まさに、リズムは右脳、文字は左脳にストックされることを体験した。

一年後のことであった。職場の部員のすすめで沖縄テレビの正月番組に出演し〝ナタリー〟を歌って準優勝した。「これがなんと脳卒中による失語症のリハビリとして歌われた歌なんですよ。」アナウンサーが説明した。〝ナタリー〟は今でも私たちカラオケ・クラブのアンカーを飾る歌となっている。

今年、私の孫の蓮《れん》に会いにシアトルを訪れた。わずか生後三ヶ月になろうとしている蓮が、テレビ画面をじっと見つめている。〝サクラ、サクラ〟日本語の歌がかかっていた。次はドイツ語、そしてスペイン語の歌である。ケラケラ笑いながら、目をキョロキョロさせて、テレビの画面を見つめている。両手両足を跳ね上げ、揺りかごを自分で揺らして全身でうれしさを表現する。米国では、はや新生児から右脳教育を始めているのだ。

42・スパゲッティ

言語訓練用絵カードには、日常生活に使用する物や目や耳にする物品名が山のように集められている。絵を見て、眼底に移った映像からの刺激によって視覚中枢を刺激する。そこで、その映像の記憶中枢に保管されているメモリーと対比・照合して、映像が何であるかを確認する。こうして確認された物品を、言葉の記憶の中枢から拾い出す。そして、それを照合させたうえに言葉の発音に関わる筋肉や口唇や舌等の構造物を動かして発音、発語させる。このようにして、正確かつ的確に情報の入力、照合、出力が行われるのである。

訓練カードには次のようなものがある。

1、食品では……ごはん、ラーメン、スパゲッティ、カレーライス、牛乳、ケーキ、卵、缶詰、サン

ドイッチ
2、野菜では……白菜、ほうれん草、ごぼう、キャベツ、ねぎ、大根、きゅうり、人参、トウモロコシ等
3、果物では……リンゴ、すいか、ブドウ、パイナップル、かき、レモン、メロン、サクランボ、栗、なし等
4、魚では……マグロ、カツオ、イカ、タコ、フグ、ウナギ、ドジョウ、サンマ等
5、飲み物、嗜好品では……ビール、タバコ、パイプ、コーヒー、ジュース、ウィスキー等
6、台所用品では……なべ、かま、ポット、きゅうす、コップ、どんぶり、まな板、フライパン、やかん、しゃもじ、スプーン、フォーク、ナイフ、包丁等
7、衣類では……ブラウス、着物、スカート、マフラー、ソックス、ジャケット、帽子、セーター、手袋、靴、ネクタイ等
8、装飾品では……リボン、ネックレス、ブレスレット、指輪、ハンカチ、イヤリング等
9、洗面用具では……洗面器、タオル、櫛、鋏、歯ブラシ、セッケン等
10、寝具では……ベッド、蒲団、枕、毛布、タオルケット等
11、生活用物品では……お金、切符、ろうそく、ほうき、くすり、花瓶、体温計等
12、建物設備では……廊下、タンス、テント、階段、窓、屋根、家、ポスト、庭、障子、お寺、教会等

13、文具では……本、ノート、鞄、地球儀、磁石、鉛筆、消しゴム、ペン等
14、電気製品では……テレビ、ラジオ、ステレオ、扇風機、ストーブ、懐中電灯、電話、アイロン、トースター、冷蔵庫、掃除機等
15、楽器では……ギター、ピアノ、オルガン、琴、ハープ、尺八、アコーディオン等
16、乗り物では……バス、飛行機、船、救急車、ロケット、電車、タイヤ、自転車、ボート、汽車、ヘリコプター等
17、職業では……お巡りさん、女学生、木こり、先生、百姓、漁夫、公務員等
18、スポーツでは……相撲、水泳、ボクシング、スキー、弓、綱引き、ゴルフ、野球等
19、娯楽関係では……将棋、パチンコ、トランプ、カメラ、ロボット、縄跳び、ダンス、スケート等
20、自然現象では……雪、風、雨、虹、竹、松、葉っぱ、林等
21、動物では……猫、犬、狐、キリン、羊、ネズミ、猿、熊、馬、兎、ブルドック等
22、鳥では……燕、鶏、ペンギン、鶴、駝鳥、鳩、烏、鴫、孔雀等
23、花では……菊、梅、朝顔、サボテン、バラ、ひまわり、チューリップ等
24、虫では……蟬、蜻蛉、お玉杓子、蝸牛、蟷螂、バッタ、蚤等
25、体の部分では……鼻、爪、目、口、舌、髭、骨、肩、腕、足、お腹、人差し指、腰等

これらの中で、スパゲッティが特に発音しにくい単語である。何の気なしに発音すると、「スパベッティ」となることが多い。「スパゲェッティ」のようにゲェに強勢を加えて、力を入れて息を吹き出

し、口を大きく動かすことがコツである。しかも、発音上なまりやすいものは正確に発音するためには口唇などをあえて大きく動かす動作が必要である。日本人は口を余り動かさずにしゃべるが、外国人は口の動きが大きく激しい。外来語にはこのようなものが多い。発音しにくい単語は、何回も何回も繰り返し繰り返し発音することによってスムーズになる。

43・コガネ虫(beetle)

絵を見た場合に黙読するのではなく、口に出して有声発音することが大切である。この他、絵の中に出てくる物品の名称や内容を仮名文字や漢字、さらに英語で書く練習も必要であった。

声を出して、その発音に合わせて文字を書く。「こがねむ」は「こがねむし」と書いたつもりであ

たぬき	狸	raccoon dog
スクーター		scooter
せんろ	線路	track
テープレコーダー		tape recorder
カルタ		card
リス	栗鼠	squirrel
びわ	琵琶	loquat
ゴミ取り	塵取り	dustpan
いす	椅子	chair
はし	橋	bridge
きって	切手	stamp
こがねむし	黄金虫	beetle
はなたば	花束	bunch of flower
こいのぼり		carp banner
かば	河馬	hippopotamus
かめ	亀	tortoise
えび	海老	lobster
げんかん	玄関	entrance
バット		bat
おむすび	お結び	rice-ball
トンネル	遂道	tunnel
ほうき	箒	broom
ペン		pen
たいこ	太鼓	dram
うし	牛	cow
さくら	桜	cherry
くも	雲	cloud
ピストル		pistol
やま	山	mountain
トラック		track
にんじん	人参	carrot
たこ	鮹	octopus
みかん	蜜柑	orange
ナイフ		knife
やきゅう	野球	base-ball
たんしゃ	単車	bike
くつした	靴下	socks
まくら	枕	pillow
いぬ	犬	dog
やぎ	山羊	goat
ふじさん	富士山	Mt.Fuji

る。発音を一音一音併せて書いているつもりでいるが、「抜け字」や「逆字」がよく起きる。これらは、全部といってよいほど仮名文字と英文字の場合である。漢字では起きない現象である。漢字の場合は、漢文字の字画の一部が抜けることがあるが、画数が多い場合である。簡単な漢字はかえって楽に書ける。時にワープロみたいに、櫻や隧道等の、余り普段使わない昔の文字が浮かんでくるのも不思議な現象であった。

44・ヘリポクター

「ヘリポクター」。予想しない発語に自分自身も笑いがこみ上げ、失笑してしまう。直そうと思って、〈ヘリコプ、ヘリコプ〉と意識して発音しているにも関わらず、何回トライしても自然に「ヘリポクター」と口から出てしまう。ヘリコプターの発音はとくに難しかった。これは、発語障害のうちの構音障害に当たるものである。「ヘリコプター」の発音は、口内の発音に関わる構成器官の動かし方に無理が起きやすいのであろう。そこで、「ヘ」、「リ」、「コ」、「プ」、「タ」と一音一音発音してみてから少しずつ繋げて発音していく。「ヘリ」と「コプ」「ター」と二音ずつ区切り、次に「ヘリコ」、「プター」と三音ずつに。そして「ヘリコプ」四音を繋げる。再三修正すると「ヘリポク」が「ヘリコプ」になる。しかし、少し時間が経つとすぐに「ヘリポク」に戻ってしまう。やるせないことであった。乱暴な言葉にはなるが「ヘリコプター」よりも、いっそ「ヘリ」だけのほうが便利である。

日本語のコーヒーは発音し難く、英語のcoffeeのほうが発音しやすい。日本語の場合は、口唇を尖らせる「コー」から、口唇を横に開く「ヒー」へと、あえて口唇を動かす必要があり、平坦かつ均等な発音である。英語の場合は、アクセントと強勢が「コッ」にあって、「フィー」を軽く添えるだけだから円曲なまった発音に終始するので発音しやすいのであろう。

地球儀は「チ」と「キュウ」と「ギ」のつながりが困難であった。舌と口が回らないのである。「キュウ」となりやすい。その上、鼻に音を抜く「ンギ」の発音が困難で、上下唇をかみ合わせる発音「ギィー」になりがちだった。したがって、あえて「ウ」の音を中ほどに加えて強勢する。そうして「チキュウン〜ギ」の発音を何回も何回も声を出して繰り返した。地球儀と同じく、「タマネギ」も発音しにくい言葉の一つである。

江戸っ子は「ヒ」と「シ」の区別ができないと言われている。「ヒシャク」の発音は江戸に近い横浜育ちの私にしては、もともと正確に発音できる自信があったが、江戸っ子的な「シシャク」になってしまった。上下唇の隙間を開けたり、閉じたり調整して、「ヒ」と「シ」を正しく発音するようにした。それができたら、次は「ヒ」と「シ」を続けて発音する。その上「ヒシャ」の組み合わせ音の練習に入るのである。

45・声はどうして出る

声は肺から吐き出す空気を気管から喉頭を通して咽頭に送る時に出る。喉頭には声帯、つまり喉笛がある。ここに当たった空気で声帯が振動する。

声帯は左右の喉頭の壁から張り出した膜からできている。中央で合わさるところが一対の弦のようになっていて、左右の弦の間がスリット状になっている。この隙間を声門と言う。この狭い声門を通る空気が振動するのである。

音には三つの性質がある。つまり、音の強さと高さと音色である。音の強さは、吐き出す空気の流れ、つまり呼気の強さに匹敵する。音には高い低いがある。これは音の振動数、つまりサイクルによって決まる。声帯の弦が短いと音が高く、長いと低くなる。したがって、子供や女性は声が高くなる。成人男性は低い。また、弦がピンと突っ張っていると高く、緩くなっていると低い音になる。これはギターやバイオリンの弦と同じである。音色は喉頭以外に、咽頭や鼻腔や口腔などの共鳴腔の形や動きによって異なる。つまり、声帯から出てくる弦音に共鳴腔から出てくる多くの共鳴が、配合されて十人十色の固有の音声が出てくる。

人の出し得る声の範囲を声域という。だいたい六四ヘルツから一〇二四ヘルツの間で一から二オクターブにわたる。バスの歌手は四三ヘルツ、ソプラノ歌手は一五三六ヘルツまで出した記録がある。練習によってこの声域を拡大することもできる。人は、低音の出る人と高音のよく出る人とある。男子では低い人をバス、中間の人をバリトン、高い人をテノールという。女性では、アルト、メゾソプラノ、ソプラノの順である。

声帯の筋肉を普通の状態で緊張させると、声門が線状の隙間となって胸からの声が出る。これを胸声と呼んでいる。いわゆる地声である。しかし、うんと緊張度を高めると、声帯についている筋肉作用が特別に高まって弦の縁が殊に薄く鋭くなって、その部分だけが振動する。特別高い声が出る。これは、頭部の共鳴腔を使うので、頭声と言っていわゆる裏声である。

声は息を吐き出すときに、つまり呼気と共に生じるが、声門が閉じていない状態ではささやき声となる。つまり、音を伴わない気音である。声門が閉じてから呼気で、強く声門を押し開けると硬い声となる。つまり、驚いたときに「あっ」と言うような声が出る。つまり、音楽のスタッカートの時に出てくる。普通は、声門が閉じてから呼気が流れ出すように出てくる柔らかい声で普通の会話をするのである。

一層固い声は、声帯による声門ではなく、声帯の側方の仮声帯が激しく動いて、声帯の上で仮声帯の左右が接触して浪花節のような声になるのである。

発声するときに特に吸気を短くして、一気に吸い込んで呼気を長くする。時には、吸気の八倍から十二倍にも伸ばして、少しずつ空気を出しながら声を出す。普通二三〜三二歳の若い人で「あ」の発声で毎秒一五一シーシー、「い」で毎秒一三三シーシーを使用すると言われている。二二〜二五秒持続するが、声帯の運動に関わる筋力の力が落ちて声帯の機能が弱まると、空気使用量が多くなり声が続かなくなる。つまり、発声時空気乱費なのである。これは老人に起こりやすいし、脳卒中における構語障害の原因の一つになる。

46・ラとダ

第六病日より前川さんによるリハビリが始まった。彼女は、外来の仕事を終えてから来室してくれたので、土曜日なのに夕方であった。私が宿題のカードを全部読唱してしまったので、驚いていた。ストローのブクブクに次いで、蛇笛の練習をした。宿題のカードからもう一度復習した。さらに五十音表を一音一音練習した。口の形に合わせて発声する練習であった。「私の口の形をみてください。」それを見ながら〝あ〟〝い〟〝う〟〝え〟〝お〟……。母音はまさに口の形で決まる。

「き」と「ち」の区別が難しかった。なぜなら、口の形は外から見たところ同じなのである。上唇と下唇との間隔が同程度であるが、まさに舌の位置と動かし方によって異なる。両方とも舌の中ほどの側方に力を入れて、上顎に合わせ近づけるところまでは同じである。発音の最初に、舌の背をやや反らせて、上顎にいったんつけるかつけないかの違いで〝き〟になったり〝ち〟になったりすることがわかった。この関係は、カ行とタ行の発音でも同じであったのに、特に「き」と「ち」に関してのみ区別が難しかった。

次の問題は、「し」であった。「し」は、サ行の発音の中でも最も特殊な発音形態をとっていることを知った。「し」にはいろいろな音がある。音標文字を用いないと、書き表すことができないものがある。口唇の形や舌の位置によってshi（し）もあるし、si（し）もある。口をすぼめるshuに近い「shi」もある。またチに近い「ci」もある。舌の位置を少しずつずらすことによってthからshiへの移行もある。最も典型的な日本語のshiが大変難しかった。この発音は一日でマスターできず、宿題になってしまった。

もっと難しいのは「ら」と「だ」の区別である。これらも、外見上まったく同じである。しかも、舌の位置も同じである。上顎への舌の微妙な当て方によって「ら」になったり、「だ」になったりする。〝り〟と〝でぃ〟、〝る〟と〝どぅ〟、〝れ〟と〝でぇ〟、〝ろ〟と〝ど〟にも同じような傾向があるが、〝ら〟と〝だ〟が特に目立って区別不能であった。「ららららら……」が「だだだだだ……」となってしまう。日常会話には支障は少ないかもしれないが、言葉を用いる仕事をする私には、矯正は是非とも必要と思われた。

現在でも不十分で相変わらず〝ら〟と〝だ〟の区別に苦労している。テープ記録を書き下ろしてもらった文章を見ると、頻繁にこの誤りがあることがわかる。そのため〝ら〟と〝だ〟は特に注意を払うし、あえて説明を加えてraの〝ら〟とかdaの〝だ〟と言って、相手に注意を喚起することもある。

47・〝えおう〟

発語を司っている器官は、声帯だけではない。口腔、鼻孔、咽頭のすべての呼吸に関わる気道組織を使っている。たとえば、舌を前に、後ろに、横に、あるいは伸ばしたり縮めたり、丸めたり。それらが早く円滑にできなければならない。また、口唇もつぼめたり、弱めたり、縦に広げたり、横に広げたり、頬の力を入れたり、弱めたり、蓄えたりする。舌や口唇や顎や喉仏などの筋肉をタイミングよく的確なスピードで動かす必要がある。それらを完璧に、スムーズに、協同して動かすことによって正確に微妙な発音ができるのである。

言葉を分析すると、いろいろな発音の組み合わせからできていることがわかる。それには、一音一音正確な発音ができるかどうかを確認して、その原因を追求した上で修正法を考えて訓練に入る。

一音一音の発語はできたとしても、音の組み合わせと順序によって不可能になる場合がある。これが構音に必要なのである。そこで、連音の組み合わせを練習する必要があった。

最初は、あ行について行った。つまり、母音同士の組み合わせについての検査、かつ練習であった。母音は子音と違って、むしろ口腔の形で規定されることが多いから、口の形を模倣するのみで発声できるのである。

まず手始めに「あ」を中心にした場合の三連音から始める。〃中心とした〃というのは次のように「あ」が真ん中に入ったという意味である。

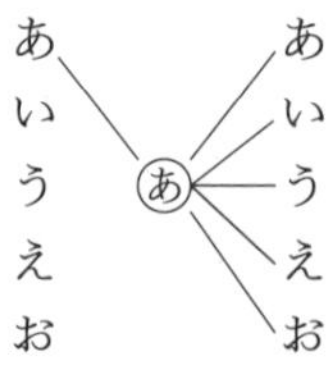

そのうちで、さらに〃あ〃で始まるもの、すなわち〃あ〃でスタートする連音を最初に練習する。

この場合、この組み合わせの実行票は、次のようである。

あ……あ……あ
い……あ……あ
う……あ……あ
え……あ……あ
お……あ……あ

この三連音は、むしろ二連音の組み合わせに近い。反復二音の次が、別な一音に続くものである。

これらの連音を反復発声する。最初はゆっくり練習する。次第にスピードを上げる。

〝い〟でスタートする場合には、次のようになる。

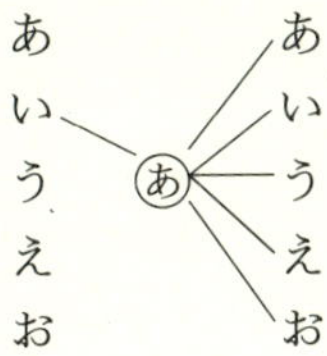

実行票は、次の組み合わせになる。

あ……あ……い
い……あ……い
う……あ……い
え……あ……い
お……あ……い

この場合は、口の形を三回にわたって整えなければならない。たとえば、「い…あ…い」の場合は、口唇を横に開いて口腔を上下に狭くして〝い〟を発音する。そして口を開いて〝あ〟の発音をし、続いて口唇を元の〝い〟の位置へ戻す。呼気の大きさはいずれの音でも均等である。

同様にして、〝う〟スタートの三連の組み合わせの練習をする。「う…あ…お」の場合には、口唇をすぼめて、頬の筋肉にも力を入れて上下の歯の間も狭くして、口腔をうんと狭くする。次に口を大きく開いて、頬の筋肉を緩めて口腔を広くする。次に口を横に開いて、口腔を上下に狭くする。呼気は各音とも均等にする。

〝え〟スタートの三連音に続いて、〝お〟スタートの三連音の練習が同様に行われた。

以上は、「あ」を中央に配列した練習であった。

「あ」中心連音が終わると、次に「い」を中心に配列した連音の練習になる。「い」中心連音でも「あ」中心連音の場合と同様に、〝あ〟スタートから始める

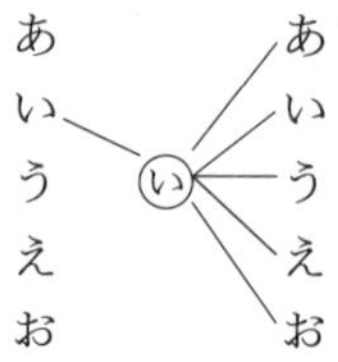

あ------い------あ
あ------い------い
あ------い------う
あ------い------え
あ------い------お

同様に〝い〟スタート、〝う〟スタート……の発音スタートの練習を行う。

次に「う」中心連音の組み合わせに入る。母音シリーズの最後は、「お」中心連音の組み合わせであ

る。これらの中でも、「え…お…う」は非常に発音しにくい。なぜなら、〝え〟は〝あ〟と違って中間的に口を開き、続いて口唇を尖らせて〝え〟を発音する。次に口唇をさらに狭めて、〝お〟を発音し、続いて顎を閉じて息を出して〝う〟を発音する。

このようにすると、数え切れないほどの多数の組み合わせがあるので、それぞれの練習を漏らすことなく、悉皆的に行う。しかし、これらはまさに意味のない発音練習なので飽きてしまう。その辛抱が肝心である。

これは私が退院後、米国人のスピーチセラピストを雇って行った英語発音練習でもまったく同様な練習法があることを知った。つまり、これは米国式の発音練習の日本語版だったのである。

48・発音カードのカルタ

母音・あ行の連音発音に次いで、子音三連音練習があるのは当然である。か行から始めてわ行までの組み合わせは、気の遠くなるほど多くの組み合わせがあった。こうして苦労したお陰で、五十音表の発音は連音に関してスムーズになった。単音の発音と同様に連音発音でも言えることは、会話では順序よく出てくる練習票から抜け出して、いきなり出てくる文字の発音が要求されるということである。そこで、単語カードに仮名の発音票を書いてカルタ状にして、アトランダムに出してカードの単音・連音の音読をした。

普通の五十音は清音である。濁音や半濁音についても練習が必要であった。

それは次の表1のようである。

さらに、表2の行音についての練習が続いた。

促音については、表3のようである。

拗音については、表4のようである。

濁音や半濁音との合成音も表5のように必要である。

これらを加えると、ものすごくたくさんのカードとなった。これらのカードを、トランプを切るようにして、突然現れる発音に備えて、ランダム発音練習を行った。

これは、構音障害の部位を捜し当てるための掘り起こしの役でもあった。この結果によって、どの発音がどの組み合わせで障害されているかを知ることができた。私の場合は〝し〟を中心としたさ行としゃ行、ら行とだ行、は行とひゃ行がクローズアップされてきた。それが発見できれば、そこを重点的に練習すればよいことになる。

数字に関しても1から100までのカードを、さらに九九のカードも作った。英文字の場合は、アルファベッドの単音・連音カードが加えられた。これがやがて、一般の中学生や高校生が用いる英単語カードへとグレードアップされていった。

49・「し」と「しぃ」

もともと〝し〟が非常に発音しにくいことを私は感じていた。「すし」が「すしぃ」に、舌（した）

表1

ガ	ザ	ダ	バ	パ
ギ	ジ	ヂ	ビ	ピ
グ	ズ	ヅ	ブ	プ
ゲ	ゼ	デ	バ	ペ
ゴ	ゾ	ド	ボ	ポ

表2

アッ	カッ	サッ	タッ	ナッ	ハッ	マッ	ヤッ	ラッ	ワッ
イッ	キッ	シッ	チッ	ニッ	ヒッ	ミッ		リッ	ヲッ
ウッ	クッ	スッ	ツッ	ヌッ	フッ	ムッ	ユッ	ルッ	ンッ
エッ	ケッ	セッ	テッ	ネッ	ヘッ	メッ		レッ	
オッ	コッ	ソッ	トッ	ノッ	ホッ	モッ	ヨッ	ロッ	
ガッ	ザッ	ダッ	バッ	パッ					
ギッ	ジッ	ヂッ	ビッ	ピッ					
グッ	ズッ	ヅッ	ブッ	プッ					
ゲッ	ゼッ	デッ	ベッ	ペッ					
ゴッ	ゾッ	ドッ	ボッ	ポッ					

表3

アン	カン	サン	タン	ナン	ハン	マン	ヤン	ラン	ワン
イン	キン	シン	チン	ニン	ヒン	ミン		リン	ヲン
ウン	クン	スン	ツン	ヌン	フン	ムン	ユン	ルン	ンン
エン	ケン	セン	テン	ネン	ヘン	メン		レン	
オン	コン	ソン	トン	ノン	ホン	モン	ヨン	ロン	
ガン	ザン	ダン	バン	パン					
ギン	ジン	ヂン	ビン	ピン					
グン	ズン	ヅン	ブン	プン					
ゲン	ゼン	デン	ベン	ペン					
ゴン	ゾン	ドン	ボン	ポン					

表4

イャ	キャ	シャ	チャ	ニャ	ヒャ	ミャ	リャ
イュ	キュ	シュ	チュ	ニュ	ヒュ	ミュ	リュ
イェ	キェ	シェ	チェ	ニェ	ヒェ	ミェ	リェ
イョ	キョ	ショ	チョ	ニョ	ヒョ	ミョ	リョ

表5

ギャ	ジャ	ヂャ	ビャ	ピャ
ギュ	ジュ	ヂュ	ビュ	ピュ
ギェ	ジェ	ヂェ	ビェ	ピェ
ギョ	ジョ	ヂョ	ビョ	ピョ

が「すぃた」になっていたからである。それはカードチェックで実証された。「し」(shi) と発音しようと何回も試みたが、ついにできなかった。そこで、それの原因を解明するためには、口の発音構成を分解して、発音時の口腔図から順序立てて解説してもらった。「さしすせそ」のうち「さすせそ」と「し」とはまったく構音様式が違うことを前川さんから教わった。舌を「さすせそ」の位置のままで「し」を発音すると、「si」(すぃ) になる。実際日本語の「し」(shi) の構音の中心点が si よりももっと後ろにある。si に比べて舌の中央を上顎に近づけて、口腔の上下を少し狭くして舌の中ほどを構音点にするのである。確かに日本語の shi を発音する時は、口は sha (しゃ) と同じ位置にある。したがって、shi はしゃ (sha)、し (shi)、しゅ (shu)、しぇ (she)、しょ (sho) の行に属するものである。本来の「し」は「すぃ」であって、音表から考えると、sa, si, su, se, so の発音記号で統一されるべきものである。

ところで、si から shi の間に移行する音がたくさんあることがわかる。それらを世界中の国によって、国民によって、微妙な異なる「し」の発音があることがわかった。また、地域による発音の違いが方言になり、また個人個人の特異な発音があって、癖として個人を識別することができるのだと思った。

そこで、「し」(shi) を中心とした三連音の練習に重点を置いた。要領はまったく母音の場合と同じ繰り返しであった。次いで、sa, su, se, so の三連発音の練習を行って、shi が si と違うことを完璧にマスターすることにした。

結局、shi の修正と練習で三日を必要とした。この練習では、口が異常に疲れるのを感じた。一〇分もやると舌も唇も疲れて動かなくなるのである。同じことばかり繰り返すと、特定の筋肉だけ使っているので、奇妙な疲れが起きるのである。しかし、これも運動神経麻痺の一症状であるのであろう。

50・「ナッファ」

〝ふ〟の発音は、発語の始まりの時から困難な発音の一つであった。ことに、「フトー」の発音が、どういうわけか「ウトン」になっていた。

は行すなわち、「は、へ、ほ」の発音は舌や鼻などの口腔や鼻腔を動かすことは少なく、主として喉頭を通過する呼気を口蓋に衝突させて発音する。一方〝ひ〟は、は行とはいえ、ひゃ、ひゅに属する発音で、舌を挙上して口腔を狭めて発音する。つまり、〝ひ〟は、「は、ひ、ふ、へ、ほ」ではなく、「ひゃ、ひぃ、ふゅ、ふぇ、ひょ」の〝ひぃ〟なのである。これは〝し〟の「さ、し、す、せ、そ」つまり、さ行ではなく、「しゃ、し、しゅ、しぇ、しょ」のしゃ行に属するのと同じなのである。したがって、〝ひ〟はひゃ行に属しているのである。そのへんに江戸っ子特有の〝ひ〟と〝し〟の問題があるように思える。

〝ふ〟はまた、特異的で口唇で発音する口唇音なのである。〝ふ〟が苦手なのは、口唇から吹き出す呼吸筋力が弱いためと思われた。これが英語のphやfの発音にも影響していた。そのためPhilippine（フィリピン）の発音ができなかったし、fan（ファン）、face（フェイス）の発音も不可能であった。〝f〟や

〝ph〟を発音するときに、英語の授業で発音を教えられているように、上歯の歯を下唇につけて息を吹き出す時のみ発音ができた。毎回意識して口の形を整えてから発音する。一方、日本語の〝ふ〟は英語のphやfとは違って、〝hu〟であるので上歯を舌の唇につける発音でなく、口唇を尖らせた上に強く息を吹き出す必要があった。この場合も、必要以上に口の形をセットする努力をした。「口を尖らせ過ぎて変だよ」とよく人から指摘された。しかし、わざとこのようにしているのである。こうすることによって、連音の発音練習と同じように同じことを繰り返すために、口唇や舌が疲れて動かなくなることを覚えることがある。

ドイツ語では、特有のchの喉を鳴らす発音がある。「ツッハ、ツッヒ、ツッフ、ツッへ、ツッホ」である。たとえば、nach（ナッハ）、nacht（ナハットゥ）、acht（アハットゥ）、ach（アッハ）、ich（イッヒ）、mich（ミッヒ）、dich（ディヒ）、gedecht（ゲデビット）、doch（ドッホ）、auch（アゥッフ）、これらの場合は「は、ひ、ふ、へ、ほ」の日本語の発音とは異なって声門ではなく、ちょうど咳をする時のように、肺からの呼気を使って喉を鳴らすのである。那覇（なは）や伊波（いは）のように「は」が最後に来る沖縄の用語が比較的これに近い。なぜなら、那覇はもともとNapha（ナッファ）であったが、phの発音が日本語になくなったので、現在のNaha（ナハ）に代わったと言われる。今でも、「ナッファ」は沖縄の老人との会話でよく耳にする。

まだまだ遠い通常への道のり

51・タンゲ左ゼンの血闘

髭だけが容赦なく伸びて、一日そらなければ無精ったらしい髭面がいかにも病人くさく見えてしまう。しかし、毎日の髭剃りは私にはトラブルの連続であった。私の髭は硬いし、私は昔から電気剃刀でガーガー音を立てて刈り取る感じだったので、いつも髭剃りとは言わず髭刈りと言っていた。妻は床屋ではないから髭などに手をかけたことはない。私は麻痺のない左手で電気剃刀を持って顔に当てた。思うように刈ることはできない。左手のぎこちない動かし方ではスムーズに髭を刈るというものではない。一方、安全剃刀を使うには、まず石鹸の泡を立ててそれを塗りつけ、蒸しタオルで蒸さなければ剃れる状態ではない。

最初のころは、やむを得ず妻に剃ってもらったが、いつまでも頼っては自立できない。左ギッチョではないので、左手で剃刀を使うのはもっと怖い。左手では剃刀の当て方、当てる方向、動かす感覚がまったくとれない。しかし、右手の場合は指の感覚麻痺があるので、鏡でいちいち部位を確認しないとどこに剃刀を当てているのかわからず、あちこち傷だらけになる。

鏡をふと見て驚くことは、いつのまにか反対になっている。皮膚側に剃刀の背が当たっていることがある。皮膚の上を撫でているようになるだけで剃れるはずはない。うっかりすると、刃が直角に立っていたりしてぞっとすることもある。電気剃刀の場合も同様である。刈られているザーザーという音がないので、ふと見ると剃刀の背中側を当てている。健康な人には考えられないことだ。

しかも私は、血小板凝固の抑制剤を内服していたから、いったん切るとなかなか血が止まらない。ちょっとかすっただけでも血が滲み出てくる。〝決闘〟ならぬ血だらけの〝血闘〟の毎日であった。明らかに切ったら血が盛り上がって来るので、ティッシュの山ができた。血は止まっても切った線がタンゲ左ゼンのようにはっきり残って、血闘の後を物語っていた。

52・運動訓練

［第八病日］　発病八日目の月曜日であった。リハビリ室へ初めて行くことになった。車椅子に乗せられてエレベーターに乗った。月曜日は、本来は私の外来の日であった。午前中は私の患者が外来付近にいたはずである。午後でもまだ院内に残っていないだろうか？　エレベーターの中や廊下で会う人々が気になった。知り合いの人や職員に会わないだろうか？　院内では顔を伏せて下を向いて小さくなって、できるだけ誰にも見つからないようにリハビリ室に行けないものだろうかと思った。カルテはA4サイズだから結構大きい。それを頭の上や顔の前に翳して顔を隠して降りた。リハビリ室は幸い

二階ではなく一階であった。地域医療部外来は二階だし、病院の玄関やホールも二階だったので二階を通らず一階に降りられた。琉大病院は正面から見ると一階は地下に相当するので、もともと人気が少ない。ことに午後の一階は静かであった。廊下でもついに誰にもわからずリハビリ室に着くことができた。リハビリの受付で、リハビリ部長の医師の乗松助教授に会った。顔を合わさないわけにはいかなかった。「お世話になります」という言葉がとっさに出てこなかったので会釈した。

リハビリは三部門に分かれていた。運動機能訓練、知覚訓練、言語訓練である。

運動機能訓練の部門では、麻痺の部位と麻痺度に応じて各種の訓練がデザインされている。股、膝、足の関節、肩、肘、手首の関節、指や趾の関節、頸椎、胸椎、腰椎等、それぞれの部位について伸展、屈曲、回転等の機能に応じて関節を可動させ、筋力を増強させる訓練がある。したがって、それらに応じてベッドやマット上の訓練、たとえば完全麻痺のマッサージから不全麻痺のための機能訓練、自動運動等がある。その他、車椅子から松葉杖に至るもろもろの歩行器や補助具の操作、手すりを伝う歩行訓練、ペダルこぎ等があったり、腕のリハビリのための亜鈴による訓練、肩の懸垂や滑車を使う腕筋力を引き出す訓練、マット上でのボール投げ、手や指の訓練のためのボタン通しから、編み物等、日常動作や作業上の身近にある多彩な用具による訓練が用意されていた。

「何でも必要なものをご自由にご使用ください」とは言われたものの、何をどうしてよいか検討つかなかった。私は歩行がかなりできるようになっていたし、腕力もさして問題はなかった。したがって、粗大筋麻痺に対する特殊なリハビリ訓練は要さず、むしろ自由歩行による筋力トレーニングに近いものかと思った。私に必要なリハビリは主に感覚麻痺にともなう協動運動が上手くできないことに対するものであった。この点から、主として感覚リハビリにまわされた。

リハビリ室には、鏡を見ながら訓練するために部屋全体が写ると思われるほどの大きな鏡があった。鏡の前に座らされた。発病当初、右口角から涎がこぼれていたし、また食事の際に食物を嚙んだり飲み込んだりすることに不便を感じていた。口が曲がっているのは、毎朝の髭そりの時にも気がついていたが、まざまざと自分の顔を見るのは始めてであった。なにやら貧相な感じがして、逃げ出したい気持ちすらあった。しかし、私の場合は顔面神経麻痺も程度が軽かった。そこで、普通サイズの鏡を持たされて、運動麻痺係から顔の筋肉のマッサージと顔面筋の動かし方の指導を受け、鏡を見ながら毎日自主トレをすることになった。

顔面神経麻痺のリハビリ・プログラムには次のようなものがあった。

顔面神経第一枝の場合は、

1、眉毛を上げ、前頭部に横じわをつくる（驚いたときの表情）。

2、眉毛を内下方に引き、眉毛の間に縦じわをつくる（眉をひそめる渋面の表情）。

第二枝と第三枝の麻痺への訓練の場合は、

3、鼻孔の外側線を上げ、鼻柱にそって斜めじわをつくる（食べ物がまずい時の表情）。

4、鼻孔を拡大したり狭めたりする（臭いをかぐ時の表情）。

5、目をかたく閉じる（両側同時閉眼、健側閉眼、患側閉眼）。

6、口唇を縮めて近づける（口笛を吹く、ろうそくを吹く）。
7、口角を上げる（あざける表情）。
8、口角を外上方に上げる（微笑）。
9、上唇を突き出す。
10、下唇を突き出す（口をとがらす、またはふくれる表情）。
11、口唇を接近させ口角を外側方向に引き、えくぼをつくる（緊張した顔）。
12、口唇を接近させ、頬を縮小する（空気を吹き出す時の表情）。
13、口角を引き下げる。
14、あごの先を上方に引く。

「顔のこわばりを感じないうちに開始するように。」そう言われるとかえって顔がこわばっているのではないかと感じる。随意運動が不能なときは、手で補助して筋肉の収縮を被動的に起こさせるようにする。これらの顔面体操を少なくとも一日五回、一回につき一〇遍繰り返す。随意運動が可能になったら自力で一日一〇回、毎回二〇遍繰り返す。

53・しびれ感

神経には、運動を司る運動神経と知覚を司る知覚神経とがある。運動神経は脳からの命令を末梢の筋肉に伝達して、手や足などを動かすのであるから下行性である。しかし、知覚神経は末梢で得た感覚を脳に伝えて感ずるので上行性である。つまり、神経刺激の伝達刺激方向が逆である。したがって、それぞれ上行神経、下行神経と言っている。

皮膚の近くには物に触れたことを感じる触覚の他、暑さを感じる温覚、冷たさを感じる冷覚、痛さを感じる痛覚の他、押さえた感じの圧覚、振動を感じる振動感覚等がある。それぞれ神経が別々になっている。抜糸の時に歯の周囲に麻酔を注射したり、麻酔液を口腔粘膜に塗ったりする。また、小手術の時、局所に麻酔注射をすると触覚が残っていて、痛覚のみ押さえてしまう。つまり、痛覚神経を麻痺させたのである。時に消毒液の冷たさを感ずることもある。このように、温覚でも冷覚でもそれぞれ別々な神経なのである。しかし、麻痺が高度になると、知覚全体がやられて、すべての知覚がなくなる。これが局所に起こった場合、知覚脱出という。

手、ことに指は知覚神経が密であって、きわめてデリケートな物を感知できるようになっている。したがって、指で触れるとサラッとした感じ、少し荒い感じ、弾力のある感じ、固い感じ等に感じ分けることができる。それによって、触れた物の固さ、厚さ、重さのみでなく、表面のすべすべ、ザラザラ、デコボコがわかるので、たとえば布でも絹、木綿、化繊、麻、フェルト等を識別できる。また、訓練すると布地の種類のみでなく、織り方や織り具合までもわかるようになる。それが布地の鑑定士の得意とする、培われた繊細ないわゆる「勘」である。

ここで、神経のきめ細かさについて考えてみよう。皮膚を突っついてみた場合、大まかな皮膚の場合はかなり間隔をあけて二カ所を同時に突っついても一点としてしか感ずることができない。指の先はことに敏感なので、これらを二点として痛みを感じる間隔は非常に狭い。触覚についても同じである。つまり、神経の分布が密だからである。

知覚テストには、針以外に糸や筆や温水や冷水などを使う。これらによって痛覚以外に、触覚や冷覚や温覚などの知覚範囲や分布状況を知ることができる。また、麻酔範囲などが決められる。私の知覚テストの結果では親指、人差し指、中指と薬指の半分に麻痺があることがわかった。

各指の関節は、先端から第一関節、第二関節、第三関節ということになっている。私の場合、親指は第一関節より末梢が、人差し指と中指と薬指が第二関節より末梢に知覚麻痺があった。

また、麻痺には程度の高い完全麻痺から、強い刺激の場合には感じる程度のものまで段階が種々である。強い刺激を加えると感知できるが、弱い刺激では感じないもの、つまり感じが鈍いものを知覚鈍麻という。私の場合は、触覚、痛覚、温覚、冷覚ともに完全麻痺ではなく、鈍麻に相当した。

これらを自分としては痺れとして感じた。しかし、患者が日本語で一概に「しびれ」といってもいろいろな「しびれ」が含まれている。知覚が麻痺して感じが鈍いものは確かに「しびれ」である。しかし、腫れぼったいものを「しびれ」という人もいるし、ジンジンして刺すような「しびれ」もある。また、力が入らないことを「しびれ」という人もある。このように、日本語の「しびれ」は実に曖昧である。そこで、判然としない「しびれ」に対して、我々は shibire-gefuhl（ドイツ語でしびれ感）と言うことにしている。英語で表現する場合は、そのような曖昧さは許されないので、どんなしびれですか？「しびれ」の内容を根ほり葉ほり聞くのである。

54・鍵は右ポケットに

知覚麻痺担当のリハビリ技師は下地さんであった。まず、指先の知覚について触覚、痛覚、温覚、冷覚、圧覚等を別々に隅々まで一点一点念入りにチェックして感覚別に手指の地図を書いて麻痺程度の等高線を描いた。

それを元にして、いよいよ手指のリハビリに入った。彼女はポータブルの砂場を持ってきた。平べったいお菓子の缶に砂が一杯入れてあった。これをかき回して隠された物を捜し当てる作業であった。もちろん、麻痺側の手指のみを使う。健側では難なくかき出せるものである。まず、小指の頭大の石ころを五～一〇個入れて、目で見て捜し出す。次は見ないで捜し出す。最初は捜し出すのに五～一〇分かかった。次にビー玉、パチンコ玉、おはじき、ゼムクリップと次第に小さい物へ移っていった。いったんすくい上げても指の間からすり落ちてしまう。つまみ出すときに落とす。つり落としも多かった。ことに難しいのは、短い鋲のような釘であった。毎回三〇～四〇分は完全に粘った。毎日毎日、凝りもせずに小さい砂場をかき回した。最後にすべての材料をごちゃ混ぜにして、全部放り込んだ。こうして、少しずつ感触を得るようになっていった。知覚のリハビリは、運動リハビリと違ってことにデリケートであった。辛抱が必要であったし、熱心さが大いに左右した。

毎日一階のリハビリ室に通ってリハビリ訓練を行ったため、部屋を留守にする時には安全のために床頭台の引き出しに鍵を掛けることが必要であった。中に財布や重要な物を残して行ったからである。

何日目かのことである。リハビリ室に行くために鍵を掛けようとしたところ、どうしても鍵を見つけることができなかった。狭い部屋に関わらず不思議なことがあるものだ。ベッド上、消灯台、引き出し、部屋の窓辺、シャツのポケット、外出用ズボンの前ポケット、後ろポケット。どこにも鍵が入っていない。妻から病棟の看護婦まで、大騒ぎして捜してもらったが見つけることができなかった。そのままリハビリ室に行った。二時間のリハビリを終えて帰室した。外出用ズボンを脱いだ。ポケットの中に鍵があるではないか。偶然にも左手で鍵を探り当てた。鍵は右ポケットの中にあったが、右手の感覚がなくなっていることをすっかり忘れていたのである。

運動麻痺はなくても、知覚が不十分であると衣類の着脱に不便を感じる。ボタンをはめるときにボタンの穴を目で確認しないとボタンを入れることができない。ことに、衿首のボタンは直接見えないから、必ず鏡を覗いて確かめる必要があった。また、シャツの衿の曲がっているかどうかも確認しなければならない。「だらしないわね。鏡を見て衿を確認しなさい。」妻の口癖になった。今でもネクタイが衿の上にあったりする。

55・布地当て

ミニ砂場に続く感覚リハビリはオセロ駒であった。ネル、木綿、絹、麻、化繊、羊毛等の布地が表裏両面に貼り付けられたオセロサイズの駒がたくさん用意されている。それを開眼の状態で直視しながら手指で触れて布地の種類を当て、それらの感触を覚える。まったく同じ種類の一式が、机の右側に並べられる。両袖のついた筒状の黒い布袋が用意されている。両袖はゴムでくくられるようにできている。この袋は、昔写真現像に使われたものであるし、今でも写真屋や病院の放射線科や内視鏡の現像室でよく見かけられる袋である。日中明るいところでカメラから未現像のフィルムを取り出す時に使われる。カメラをこの袋に入れてから、両腕を突っ込んでカメラの裏蓋を開けてフィルムを取り出す。もちろん、筒袋でなくても、暗箱にくくり袖がついているものでもよい。

その中に上記のカードの一揃えを入れ振って混ぜる。次に麻痺側の手を腕まで突っ込む。手探りで布地を探って、どの種類なのかを当てる。外のカードと中のカードの感触が同じものを探せばよい。つまり、布地当てである。同じことを健側の手でもやってみると難なく識別できるものが、麻痺側では難しい。最初は間違いが多く、正解に一〇分以上かかったが、次第に早くできるようになっていった。

私はこの識別が、指によって違うことを知った。薬指と小指で探ってみると健側と同じ程度にわかる。したがって、私の場合は触覚訓練のためには親指と人差し指だけで感知する訓練をすることにした。

感覚リハビリの場合は、材料を暗袋に入れて必ずしも密閉する必要はない。暗袋や暗箱を使わずに単に目隠しだけでもよい。しかし、目隠しの場合は、何となくつい薄目にしたり隙間から覗き見をしたくなるものである。だが、一枚一枚当たり外れを確認するには、目隠しか目つぶりで行ったほうが面倒でない。

56・浦島太郎

［第十病日］　地域医療部の安次富技官、幸地技官、宮里技官、玉城さん等の部員が一斉に歓声をあげた。沈滞ムードが漂っていた地域医療部に笑顔が戻った。妻の付添いがあったとはいえ、私が突然に、しかも初めて地域医療部を自分の足で訪れた時のことである。「二度と戻れまい。」と思っていただけに、私自身にとっても感激の極みであった。その時、私は多少足を引きずってはいたが、杖をつくこともなかった。地域医療部のドアを思い切って開けた。私の心臓の鼓動が高鳴っていた。妻より先に入った。パジャマを着ていたことを除けば、病人とはまったく思えないほどであった。私は元気に振る舞った。

お茶が出された。十日前の倒れたときの椅子もそのままであった。その椅子に腰を掛けた。遠い遠い国で、長い長い年月を過ごして帰ってきたようで、私は浦島太郎の感覚を味わった。煙もたっていないのに、一同が何となく老けたような感じでかすんで見えた。二年間も留学をした後、オーストラリアから帰国した時、国立東京第二病院で経験した感覚が再び甦ってきた。

部員の目を後に私の部屋に入ってみると、ソファーもテーブルも元のまま私を待っていた。机も戸棚も元のままであった。机の上の書類も、相変わらず散らかりっぱなしであった。置き時計が入口のほうにそっぽを向いたままで、上下に振動する赤色の円錐形の振り子が止まっていた。また、世界時計の針の上に載って一分間で世界を一周する仕掛けになっている飾りの人工衛星が、アフリカの上に止まっていた。何回地球を巡ってきたのであろうか？　その他は、一切が微動だにしていなかった。何もなかったかのように。しかし、すべてが埃にまみれているようであった。私は机の引き出しを開けた。自分の名刺と自動車の免許証がその中にあった。その後ろに娘たちの顔が覗いた。「ダディ待っていたよ。」写真の顔がいつになく微笑んで見えた。

発病一〇日目のことであった。二、三日前から病棟外歩行も許されていた。七日目からはトイレや浴室がついている特室に移っていたので、身の周りの始末は自分の気の済むまで、気の向くままにできた。麻痺の回復が急速だったとはいえ、動作はスムーズではなかったし、顔見知りの患者もいるので、病棟のトイレや浴室を避けるように配慮されたのはありがたかった。

57・「女の人が車をぶつけた」

言語リハビリ室は、理学療法部の別室にあって、個室になっていた。しかし、前川技師の言語リハビリ室は予約しているので、夕方から彼女が病室に回ってくれるのを待った。言語リハビリ・プログラムは次第に高度になっていった。「牛がドアを開けている。」絵を見て状況や動作を説明するカードである。幼児の絵本に相当するものだ。

「女の人がテレビを見ている。」「猿がテレビを直している。」「馬が葡萄を食べている。」「犬がお皿を投げている。」「馬がライオンを叩いている。」「猿が麻雀をしている。」「パンダが弁当箱を包んでいる。」「河馬がキリンを虐めている。」「女の人が車を運転している。」「おじいさんが手紙を書いている。」「男の子がコーヒーをこぼした。」「女の人が蒲団を干している。」「亀がタバコを吸っている。」「おばあさんが階段を昇っている。」このように説明カードは山のようにある。主語と述語をつなげればよいのだ。

　これができると、それらを基本に修飾語をつける練習をする。「男の子が薬を飲んでいる。」これを修飾すると「男の子がゴクゴク水で薬を飲んでいる。」「男の子が左手に水の入ったコップを持って薬を飲んでいる。」さらに、「男の子が苦そうな顔をして薬を飲んでいる。」そして、男の子が風邪を引いたらしい。せき止めの薬を飲んでいる。」次々と修飾を重ねストーリーを作っていく。子供が絵本を見ながらストーリーを自作して話していくのに相当するのである。アイディアが次々と噴出してきて、楽しいカードでもある。

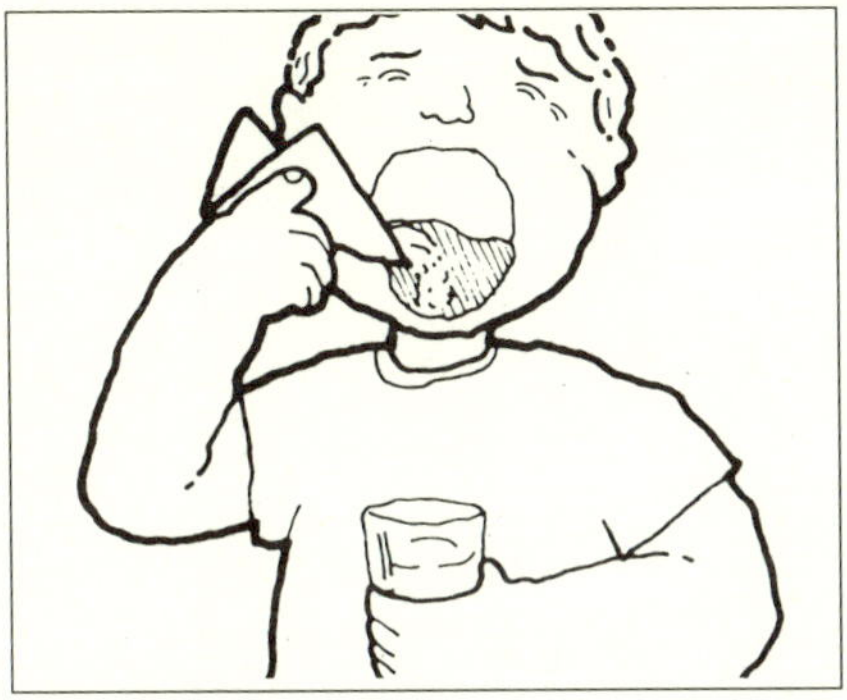

言語リハビリに使われる絵
「男の子が風邪をひいたらしい。苦そうな顔をして、左手で持ったコップの水で薬を飲んでいる」等のいろいろな表現ができる。

「女の人が車をぶっつけた。」それに身をつけると次のようになる。「女の人が何か考えごとをしていたのか、あるいは脇見運転をしていたのか、アッという間もなく電信柱に左顔面をぶっつけた。左ヘッドライトが壊れた。」

「男の子が大盛りの御飯を箸で食べている。」「大きな熊がどんぶりの山盛りの御飯と尾頭付きの鯛を箸で食べている。」「バスがフルスピードで右の方向に走っている。」

カード一枚一枚につき、それぞれ自由な想像は尽きない。また、連続したカード・シリーズからは、長編のストーリーを作ることもできる。それらを同時に文章として書く練習も行った。こうやって、カードから子供の絵本のレベルへと昇級し、さらに四〜五歳児用から小学一年生、それから低学年、高学年、そして中学生、高校生と一段と高級になった。こうして、学年を二年も三年も飛び越して、文章作成能力が急速にジャンプ・アップしていった。

58・智恵子抄

「美に関する制作は、公式の理念や壮大の民族意識というようなものでは決して生まれない。そういうものは制作の主題となり、あるいはその動機となることはあっても、その制作が心の底から生まれ出てきた美を持つには、必ずそこには大きな愛のやり取りがある。それは神の愛であることもあるであろう。また、実に一人の女性の底抜けに純愛であることがある。自分の作ったものを熱愛の目を持ってみてくれる一人の人がいるという意識ほど、美術家にとって力となるものはない。作りたいものを必ず作り上げる戦力となるものはない。制作の結果はあるいは万人のためとなることがあるであろうけれども、制作するものの心は一人の人に見て貰いただけで一杯なのが常である。」

前川技師が音読するようにと貸してくれた本である。高村光太郎の智恵子抄であった。黙読すると早いものをあえて音読した。そのため進行は非常に遅かった。

イントネーションをつけるどころか、一音一音の発音も手間取った。ビ、ニ、カ、ン、ス、ル、セ、イ、ク、ハ、コ、ウ、シ、キ、ノ、リ、ネ、ン、ヤ、ソ、ウ、ダ、イ、ノ、ミ、ン、ゾ、ク、イ、シ、キ、ト、イ、ウ、ヨ、ウ、ナ……。声を発するとたどたどしく、小学生が読んでいるようにもどかしかった。目で字をみてから、音声が出てくるまで数秒かかった。これでは、読んでいる本人は素早く内容を飲み込めない。また、聞いている人にはきわめて聞きずらいし、内容を把握することは困難である。むしろ、自分の思いついたアイディアを口述するほうが手間取らない。これは失語症の一種なのであろう。しかし、文字を見て視覚に訴えるが、それを脳内で走査、照合、確認をしてから発音となるわけだが、この回路がもっと素早く回転するには勉学が必要であった。何回も何回も音読した。そうすることによって、少しずつ早くなっていった。

ことに忘れている語彙を思い出したり、忘れかけている語彙をひき留めるのに大変役に立った。目新しいと思われるような語も次々に出てきたが、まさに消えようとしていたり、すでに消えていた語彙であったので、彼方に消え去る記憶をくい止めるのに多いに役立ったのである。

59・熱愛

何のために一生懸命練習に励むのであろうかなど思い悩むこともなかった。ただ熱中した毎日であった。まっしぐらに練習に励んだ。手の指の運動に、足の運動に、発音・発語練習、書字の練習に、朗読の練習に。一日一日、一刻一刻の進歩に気をよくしていたし、一層の進歩がますます励みにもなった。しかし、それをなによりも手放しで喜んでくれた人がいた。人の評価が一層励みにもなる。こうなると、努力に一層磨きがかかるものである。初めて出てきたり、使えた言葉にどんなに感激したことだろうか。「自分のことのように」と言う言葉があるように、手放しで喜んでくれたということはこのことであったろう。

それは、誰でもあってもよいものではない。高村光太郎は言っている。熱愛の目を持って見てくれる人がそこにいることが大切なのである。その人がいてくれだけでも有用なのに、ましてや心から喜んだり悲しんだりして、あからさまに評価してくれるのが心を沸き立たせてくれるのである。これこそ、心の支えである。

その意味では、気持ちを沸き立たせてくれる人がいるのは幸せである。そういう人を失った人は、どうなのであろう。一生懸命努力する甲斐がないとなれば、張り合いがないことになる。何のためにこんなに苦労するのであろうか。自分のためとは言うものの、それだけであれば力が鈍るし、面倒が先にたって、少しでも楽をしたいという気持ちになってしまうのではなかろうか。希望の星を失って人生の黄昏を迎えた人はこうであろう。私はまだ青春のまっただ中にいるのだ。

自然に落ちてくる機能を何にもしないで待っているのでは回復の期を失ってしまう。一刻の遅れは一日の遅れ、一日の遅れは一ヶ月の遅れ、一ヶ月の遅れは一年の遅れを起こして、結局寝たきりやボケの一生になってしまう。そのためには、積極的にも介護してくれる人がいることも大切であろうが、最も大切なのは家族やその人たちの誠心誠意の心根、気持ちだと思う。周囲を気にして、介護が大変だと言いふらす人がいる。しかし、そのような上辺だけを気にしている場合は、その患者はそれを敏感に悟るし、心の内ではそれが一層増幅されてしまう。気持ちはテレパシーで伝わる。

60・新聞

自分のことにすべてをかけてきた時間が過ぎて、世の中のことを知る気になったのは病後一週間たってからであった。すっかり気が落ち着いたせいもあった。しかし、最初は新聞の見出しの上だけを目が滑って行った。次第に詳細な記事に目が通るようになった。黙読すれば昔のスピードで目が滑っていった。しかし、内容を心に止めるには、熱中して嚙みしめて読まなければならない。ところが、スピードは大幅に鈍っていた。ここで大切なことは、黙読するのではなく音読することであった。できるだけはっきりと、声を出して読むことであった。野球だって一人でやる自主トレも必要であろうが、トレーナーがついてやればもっと効果が出るし、必要なアドバイスも得られる。一人で音読トレーニングにも限界があるし、何とも張り合いがない。独り言のようなものである。また、カラオケを一人で歌っているようなものでもある。

そこで、昼間はできるだけ人に聞いてもらい、早朝と夜は一人で音読することにした。妻や前川さんがいない時には、忙しい看護婦を捕まえて聞いてもらうことはできなかったので、地域医療部の宮里技官を呼んだ。スポーツ新聞を声を出して読んだ。「一月四日、後楽園ドーム球場でのど自慢大会が開かれた。渡辺選手が……。」発音と発音の間のインターバルが、普通の読み方とは完全に異なって、イレギュラーになる。たとえば、渡辺は「ワッタナベ」というと、聞いた人は、「田辺さんと」聞いてしまう。ワとタの間に発音のツが入っただけであるが。七月五日と言うのをシが弱いので聞く人には、シが聞き取れない。したがって、四月五日と聞き違えて誤解を生じる。

「ノド」が「ノッノ」や「ノロ」になって、思うようにスムーズに発音できない。「ノノノノノロロドッド自慢」となると唸りに近い。面倒になって「ノノ自慢」と平気で流してしまう。気にもならない。したがって、「シッガツイツッカ、コウラクエンキュウジョウデノノノジマンカイカイガヒラカレワッタナベセンシュガ……。」「外人がしゃべっているみたいですね。」宮里技官が真面目くさって言った。精一杯のお世辞であったろうか。

61・日課

[第二週目] 二週目に入ると、毎日の決まった日課が待っているようになった。朝六時起床。看護婦の早朝の検温の巡回である。自覚症状を聞いて脈拍と血圧を測る。それからが忙しくなる。松葉杖を立てて、ベッドサイドに起立する。足元に段があるからつまずかないように気をつけながら洗面所に入る。次第に松葉杖なしのつかまり歩行になる。

左手を使って歯を磨いて洗面する。鏡を見ながら髭を剃る。これは一大仕事である。しばらく鏡とにらめっこする。それは、髭剃りによる丹下左膳の後始末のためではない。しばらく顔の形を整える体操だ。顔面神経麻痺のために麻痺側の筋肉を引っ張ったり、叩いたり、押し上げたりして左右対称にする。続いて舌を真っ直ぐ出す練習をする。普通の感覚で舌を出すと曲がってしまうので、実際上鏡を見て、真っ直ぐ出ているのはどのような感覚であるのかを悟る練習が必要であった。次いでシャワーを浴びて着替えをする。その間に看護婦のベッド・メーキングが行われる。

朝食トレーが廊下のカートから自分の部屋に運ばれてくるが、次第に自分で運ぶようになる。看護婦の食事運びのサービス・スケジュールには私は入っていないようである。なぜなら、運んでくれる看護婦と運んでくれない看護婦がいるからだ。つまり、気をきかせて持ってきてくれる看護婦もいるということだ。それからが一仕事である。病棟のキッチンにあるトースターの空きを待つ。誰もいなくなったころを見計らって、キッチンにパンを持って行く。自分のパンをトースターに入れて必要時間と必要温度を設定してパンを焼く。黒こげにならないうちに止めて蓋を開けて持ち帰る。コレステロールの多いバターを避けるため、マーガリンとジャムがついている。できるだけ好物のブルーベリーを、なければストロベリーのジャムを塗る。お茶のサービスがあるので茶碗を用意して待つ。食べ終わったらトレーをカートに運ぶ。同時に茶碗を洗って床頭台の下段の棚に入れる。

朝食が終わるころ妻が来る。昨夕から朝の出来事、家での出来事についてしばらくおしゃべりをする。会話練習でもある。妻の持ってきた朝刊に目と口を通す。発音、発声練習である。朝の勉強は二〜三時間である。この間、昨日の宿題の済んでいないものを片づけながら、単語カード、九九カード、文章カードの発音や発声、筆記、算数、英語、そして千恵子抄などの音読。その間に病室の清掃やら看護婦の検温やら主治医の回診やら次々と勉強への邪魔が入る。

美味しくない昼食となる。体を動かしていないから昼になっても空腹感がなく、食欲が出るはずがない。三分の一ほどしか箸をつけない。主食は途中からお粥から普通の米飯にしてもらった。しかし、冷えているし、米の質がよくないから余計に美味しくない。おかずはお粥の場合でも米飯の場合でも同じである。毎日変わりばえがしないし、舌が麻痺しているから鈍い味はほとんど感じず、味もそっけないものとなる。味覚だけではない、視覚や臭覚にも訴えるものが欠けているので、食欲をそそることもない。一方、塩辛い梅干しなどの意外なものがついてくる。一日に必要な量の食塩のかなりがこれで計算されているのであろうか？　体力がつかないからといって、無理やりに口に突っ込む。

努力の昼食が終わると、リハビリ室へ行く。リハビリ室は一階にあるので、エレベーターで降りる。最初は車椅子で下ろしてもらったが、数日後からは松葉杖をついて自分で歩行する許可をもらった。

リハビリの運動と感覚訓練である。手足の運動麻痺に対しては運動麻痺の程度判定の結果、自力による歩行訓練のほかに特別なリハビリの必要性はないと判断された。顔面神経のリハビリは鏡を見ながら自分の手で顔面筋を被動的に動かしたり、自力で筋肉を動かす練習であるので、朝の訓練と同じ繰り返しである。マッサージや超音波などの特別な治療が必要ないほど日に日に回復していた。

指の感覚リハビリは、主要な私の日課となった。リハの方法は単純な動作を繰り返すことである。一時間の辛抱である。最初はミニ砂場、次に手探りの布地当てを行う。さらに、紐結びによる編み物をすすめられた。編み物はどうも気性に合わなかった。ボタンのはめ外し訓練は最も難しい。特に手探りではめるのが困難だ。シャツの左袖のボタンやカフスは右手ではめる。右袖には左手を使う。本来、楽なはずの右手による左袖のボタンはめが困難である。今でも左袖のボタンが頻繁にむしれるのは感覚麻痺の名残である。また、シャツの襟首のボタンもなかなかはめにくい。

感覚リハが終わると夕方になる。一息入れてから病院と医学部の敷地内の散歩をする。妻の付添いはあるが、病院の一周道路の半周から一周、次第に範囲と距離を延ばして、最後には病院外にも足を延ばした。その帰りに地域医療部を見回ることにした。

夕食前後、一時間ないし二時間は、前川技師による言語リハが毎日あった。彼女は日曜を除いて毎日病室に来てくれた。毎日毎日新しい材料を持って来て、毎晩宿題を残していった。最初、妻は言語リハに同席した。リハ介助の要領を覚えて言語リハの相手を務める必要があったからだ。しかし、次第に一人で行うようになった。

夕方には、毎日西平さん夫婦が食べられないほどの料理を持って訪れた。私と妻のためにとのことであったが、午後から夕方の外出が多くなったので、帰室すると料理が届いていた。私たち夫婦が私の倒れる前日、彼らの息子の結婚式で仲人をした。結婚式の終了後も深夜まで新郎宅で親戚や友人等の対応をした。そのため、新郎の両親が大変気にしていた。カップルは新婚旅行に発った後だったため、当時、私が倒れたことは知らなかった。夕食は病院の食事を残して、代わりに心づくしのご馳走をいただく。夕食の残りは愛犬ショーティーの夕食になった。彼はおかげで毎日ご馳走にあずかった。

言語リハが終わると、妻は洗濯物と夕食の残りを持って帰宅して行った。宿題が夕食後の自主トレの課題となった。病棟の消灯までに済まないので、十〜十一時と疲れて眠くなるまで行った。

62・辞書を読む

シの発音が難しいのは、シャ、シ、シュ、シェ、ショのシャ行の発音の困難性につながる。そこで、辞書がよい音読の材料になる。

シャ（蝦蛄）、シャコ（車庫）、ジャコ（雑魚）、シャコウ（社交）、シャコウ（斜坑）、シャコウ（斜光）、シャコウ（遮光）、シャコク（社告）、シャサイ（社債）、シャザイ（謝罪）、シャサツ（射殺）、シャシ（斜視）、シャジ（社寺）、シャジ（謝辞）、シャジク（車軸）、シャジツ（写実）、ジャジャウマ（じゃじゃ馬）、しゃしゃりでる、シャシュ（社主）、シャシュ（車種）、シャシュ（射手）、シャシュツ（射出）、シャジュツ（射術）、シャショウ（車掌）、シャジョウ（車上）、シャショク（写植）、シャシン（写真）、ジャスイ（邪推）……。

シャを含んでいる文章も必要である。
1、デンシャ（電車）のハッシャ（発車）をシャショウ（車掌）が合図します。
2、チュウシャ（注射）のためイシャ（医師）がカンジャ（患者）のシャツの袖をめくった。
3、キシュクシャ（寄宿舎）に入るためにはホゴシャ（保護者）とシャカン（舎監）の承諾が必要です。
シの発音の矯正は、最初三日間も必要であった。その後も繰り返さないと逆戻りした。

シスイ（止水）、シズイ（歯髄）、シスウ（指数）、シズカ（静か）、シズク（雫）、シズミ（沈み）、ジスル（辞する）、シセイ（市政）、シセイ（死生）、シセイ（私製）、シセイ（姿勢）、シゼイ（市税）、ジセイ

（自生）、ジセイ（時世）、ジセイ（辞世）、シセイカツ（私生活）、シセキ（歯石）、ジセキ（自席）、シセツ（施設）、ジセツ（自説）、ジセツ（時節）、シセン（死線）、シセン（視線）、シゼン（自然）、ジセン（自選）、ジゼン（事前）、ジゼン（慈善）、シソ（紫蘇）、シソウ（思想）、ジゾウ（地蔵）、シソク（子息）、シゾク（士族）、シソコナウ（し損なう）、シソン（子孫）……。

1、この寿司はス（酢）がききすぎている。

2、そのシケン（試験）の答案ヨウシ（用紙）には、クシン（苦心）の後がシメ（示め）されている。

3、シハイシャ（支配者）はシジュウ（始終）シミン（市民）に対し、ナイシン（内心）フシン（不信）の念を抱いていた。

シャ、シュ、ショでも同じように辞書が入用であった。しかも、シャ、シ、シュ、シェ、ショは、チャ、チ、チュ、チェ、チョと混同しやすい。シャ行では、口型は同じでも舌を口蓋につけることはない。

そこで、シャ——チャ、シ——チ、シュ——チュ、シェ——チェ、シコ——チョ、の接続発音の訓練も必要であった。

ショウシュウ（召集）——チョウシュウ（聴衆）
ショウジョ（少女）——チョウジョ（長女）
ショウジョウ（賞状）——チョウジョウ（頂上）
ショウショク（小食）——チョウショク（朝食）

シヨウセツ（小説）――チョウセツ（調節）
シヨウレイ（奨励）――チョウレイ（朝礼）
シャショウ（車掌）――シャチョウ（社長）
シュショウ（首相）――シュチョウ（主張）
シヨウテン（衝天）――チョウテン（頂点）

63・ポキー

「この書類をポキーして。」指示を受けた助手が、きょとんとしている。「ポキー」はいいやすい。私はあわてて「コピー」と力強く息を吐き出して発音し直した。彼は気がつかなかったが、自分では「ポキー」を思い出すたびにその発音の滑稽さを思い出し、自分ながら笑いが止まらなかった。食べ物の「ポッキー」を連想してしまう。それは病後二週を経ていた時の現象であったが、つい油断すると現在でも起こる。

「ポ」で始まる語句は、ポニー、ポップコーン、ポンポン、ポン知恵、ポッポ、鳩ポッポ、ポテト、ポックリ、ポッケ等のように幼児語や俗語や小動物等に使われることが多い。さらに、「キー」で終わる言葉もハンキー、ニッキー、ベッキー、ドンキー、モンキー等、幼児語やコミックに出てくる小動物などが多い。その両者が接続すれば、一層滑稽さをかもし出す。

どうして「ポ」と「キ」がくっついて「ポキー」になるのであろうか。「コ」と「ポ」は少々違うのだが、横お行に属しているのにはちがいない。口唇の運動がスムーズでないと、口唇の動かし方を間違えるとヘリポクターと同じように「コ」は「ポ」になりやすい。特に次の音が「ピ」であるから「ピ」の口唇の運動が「コ」の音の方へ紛れ込んでしまって「ポ」となったに違いない。「ピ」のための口唇の運動は動きを前の音にとられると「ピ」が「キ」になってしまう。したがって、似ても似つかないはずの「コピー」が「ポキー」になる。たった一瞬、口唇の動きの半音がずれただけで生じるのだから、発語障害にとっては「ピ」と「キ」は同類の言葉なのである。こういう場合は、ゆっくり一音ずつ丁寧に発音しないと、つい「ポキー」になってしまうのである。

「コ」と「ポ」を連続して「コポコポコポ」と発音してみると発音しにくいのがよくわかる。同様に「ピ」と「キ」の間でも「ピキピキピキ」と発音してみるとそのことがわかる。日常用語の中で思いもかけないところに落とし穴があって、発音につまずくのである。

64・パター・ゴルフ

「右肩、右手に力が入りすぎる。」「右の力を抜くように。右手をグリップから外しただけで素振りをしてみて。何回もやって。左手だけで打ってみて。それを繰り返して。それができたら、右手を軽く添えてみて……。」

右手、右肩に力が入るから、打つとき体が伸び上がる。ぎこちなくなる。球の頭をひっぱたくから、球がごろになってしかも真っ直ぐ飛ばない。そして、スライスして右へ行ってしまう。

ゴルフ教室にいたころのことである。先生である小張プロに再三直すように言われても、なかなか直らなかった。五番と九番のアイアンを担いで、ゴルフ体操を四〇〜五〇回。それから、左右の足をつけて二本のアイアンを握って、素振りを一〇〇回。それからティアップの打球。そして、平地の打球練習に入る。これが教室の習わしであった。

完全麻痺ではないが、右手の力が完全に落ちているから、この状態が私にかえってちょうどよいだろうと思った。たまたまゴルフに熱中しているころに病気になった。何としてでもゴルフはもう一度やりたいと思った。私は誰にもゴルフをやっているとは言わなかった。しかし、「脳卒中があったって、良くなればゴルフなどできますよ。脳卒中をやってからもスコアを上げているプロだっているんですからね。」回診の時に柊山教授が言った。

右の内頸動脈の血栓は、ゴルフ体操の時に強引に首や肩にひねりを加える。それが悪影響を及ぼしたのであろうか？　ゴルフにおいて、ショット時のインパクトのショックは大きい。球がその都度いびつになるぐらいだから。これも悪かったのだろうか？　こんな懸念を持っていた。私には慰めともなり、希望ともなる彼の話であった。しかし、私はゴルフをそんなに頻繁にやっていたわけではないし、ロータリークラブの同好会にも入っていたわけでもない。コンペに誘われて行ったのは、ロータリークラブの岩原さんとの一回だけだった。病院内のゴルフ大会に出たこともないし、院内のペアの仲間もいなかった。あまり下手なので、かえって名をとどろかせていたのだろうか？　どうして私がゴルフをやっていることを彼が知っていたのだろうか。

ところで、ゴルフのクラブを握ってみたいという余裕が出てきた。しかし、普段病室内でアイアンを振り回すわけにもいかないだろう。人がいなければ、室内でのパター練習ならいいだろうと思った。パターだって右手に力が入ってはいけない。真っ直ぐ球を一直線に押し出さなければならない。幸い病室の隣の部屋に空き室があった。パター練習用人工芝のマットとアイアンを持ってきてもらって練習したのは、第二週目の日曜日であった。その日の看護婦の申し送りには、きっと病室でパターをやっていたと記録されたにちがいないし、当然柊山教授の耳にも入ったであろう。

翌日から五番アイアンを持ってリハビリ室へ行った。リハビリ室の外は芝生になっている。外庭でアイアンの素振りができると思ったが、周囲が気になってついにできなかった。病院の外庭は四方八方まる見えだったため、パジャマ姿でのゴルフ練習には気がひけたのである。

65・パカタ、パカタ

「パジャマ」は口唇や舌の運動の多い発音で、早い口回しに発音上難点が残った。そこで、口唇や舌の回転を早くする練習が必要と思われた。

パタパタパタパタパタパタ……。これを一分間に何回正確に言えるか。ストップウォッチを用いて回数を数えた。やるたびに早くなった。しかし、翌日にはまたもとに戻ってしまう。

カタカタカタカタカタカタ……。カパカパカパカパカパ……。二音連続は比較的簡単であったが、パカタパカタパカタパカタパカタパカタ……、カパタカパタカパタカパタカパタ……。三連音はやや難しかった。しかし、最初にゆっくり次第に早くすることができた。一分間に正確な発音ができる数も多くなっていった。

カタパラカタパラカタパラカタパラカタパラカタパラ……。タラパカタラパカタラパカタラパカタラパカタラパカ……。四連発音はさらに難しかった。ひっかからなくて正確に言えなければならない。ひっかかった場合は言い直しであった。連言が多くなるほどできる回数は一段と低くなった。これらの発音は、アナウンサーの練習に使われるという。

アナウンサーは、スムーズな発音、正確な発音が要求される。モゴモゴしたり、スラーになったり、なまる発音は許されない。語尾が消えないできっちりと発音されることが聴衆者にとってわかりやすい発音とされている。したがって、アナウンサーと話していると、日常会話でも一般人と違って、一音一音正確に発音しているのを感じる。彼らが難しい早口言葉でもすらすらとできるのは、口の滑りを良くするために特別な練習をしているという。

生麦生米生卵……。
生麦生麦生麦生麦生麦……。
生米生米生米生米生米……。
生卵生卵生卵生卵生卵……。

このように、だれでもひっかかるような難しい発音連続、いわゆる早口言葉ではなくても、日常会話でもほっぺたをひっぱたきたくなるような難しい発音の言葉がいかに多いことか。

我が家へ帰る

66・肩を落として涙にくれたショーティー

【第三週目】　ショーティーは、私が帰宅したらきっと飛びついてくるだろう。我が家の留守番を一手に引き受けていたし、だだっぴろいわが家の庭で、夜は一人で寂しい妻を守ってくれていた。我が家の大事な一員だ。毎日、私のご飯の残りが届くのを待っていた。ショーティーは、ドックフードよりご飯が好きみたいだ。

半年前、ショーティーは米国人夫妻に飼われていた。ダックスフンドの父親と母親との間に生まれた雄であった。両親は血統書付きであったが、どうしたわけか純粋の血統ではなさそうだ。しかし、前足は短く胴長であり、黒と茶の短毛な毛並からしてもダックスにはちがいない。ショーティーは、足が短いからその名がつけられた。ショーティーとは短足という意味である。

米国人夫妻は帰国の時に、親犬二頭を連れて帰国してしまった。米軍基地（ベース）では犬は二頭だけ連れて帰ることが許されているそうだ。ショーティーは、突然両親から引き離され、飼い主から置き去りにされてしまった。それからというもの、がっくりとして肩を落としたショーティーを見るに見かねて近所の人が世話をしていた。何とか飼い主になってほしいと頼まれていたショーティーであった。

我が家に来ても、数メートル先で人の顔を訝しそうに見て、尻尾をたらっと下げて肩を落として目を真っ赤にして涙が一杯の毎日だった。餌をあげてもなかなか食べない。「ショーティー」と呼んでも近づいてこない。とても慣れるのはダメだと思っていたが、次第に私たちの顔を知り、安心してついてくるようになった。今では、自分がこの家の一員であることを十分悟っている。家の者以外には警戒を怠らない。

こんなに感情を露わにする犬はいない。嬉しさ、悲しさを露わにする。「あっダックスだ」と誰しも声をかける。散歩の時は得意満面で、意気揚々と歩いている。

67・輝きながら

一週目の日曜日、私は必死に過ごした。二週目の日曜日は体を動かしてみる気にかられた。そろそろ退屈もし始めていたので、病室でパター・ゴルフの練習をした。第三週目の日曜日には、外出の許可を得て久しぶりに帰宅することになった。朝から妻が来るのが待ち遠しかった。私の家が主人の帰宅を待っているだろう。久しぶりの帰宅だったので、子供の遠足のように胸をワクワクさせて車に乗った。助手席に座ってわずかの距離を走ったが、耐えられなくなった。目眩がするのでもなく、車酔でもなく、吐き気でもない。異様な不快感で座っているのが辛かった。奈落の底に沈み込むような感じで、耐えられなくなった。気がスーッと遠くなっていくような感じである。脳貧血などを経験したことがないからわからないが、脳貧血はこんなものなのかもしれない。「寝たらどう?」妻のすすめで助手席を倒した。

眠いわけではないから眠り込むわけでもない。しばらく目を瞑っていたものの、時折目を開けた。寝た途端に気分が安定した。もう一度起き上がってみたが、ほんのわずかで奈落の底に陥ってしまった。希望しての外出だったし、自宅に足を踏み入れてもみたかった。妻の運転だし、悪ければ病院に戻れる安心もあった。

寝ていると、車の窓越しに電信柱が青い空の下を一本一本流れていった。一本一本の間につながる電線が視野の中央から外側へ、外側から中央へ寄ってくると次の電信柱が来た。バックに白い雲が流れ、電柱の左右に家々の屋根が後ろへと走り去った。寝て見る景色は奇妙なものである。こんな位置から見たことはなかったからどこを走っているものやら。いつもの通勤コースなのに見慣れない景色であった。下り坂で自分の家がある近所の家々が見えた。わが家は寂しそうであった。〈近所の人々に会ってはきまりが悪い。隠れていよう。〉路地を曲がって大城組事務所の屋根、隣の家の屋根が過ぎて、まもなくエンジンが止まった。日曜日の朝のせいか、静まりかえっていた。

秋の日の中で、我が家は嬉しそうに輝きながら一段と光って見えた。ドアのノブに手をかけた。「カチカチ」門の取っ手が握手をして手を叩いて迎え入れてくれた。

68・キス

ショーティーは門の内側で待っていた。何よりも嬉しそうだった。門のドアを開くのももどかしく何回も何回もピョンピョンとドアに飛びついた。門のドアを開けた途端に「キス」とも言わないのに飛びついて、いきなり私の頬にキスをした。目が潤んで涙を一杯ためていた。「クン、クン、クン……。」「嬉しい、良かったね。寂しかったよ。長いこと待っていた。」彼の気持ちの響きが伝わってきた。彼は留守の間の出来事を止めどなくしゃべり続けた。「クン、クン、クン」にもイントネーションとアクセントと長さがある。「ヒュー、ヒュー、ヒュー……。ピー、ピー、ピー……。」細い前歯が上下に見える。口をわずかに開いて、歯を見せながらしゃべる時と、口を閉じてしゃべる時によっても声が違う。一生懸命しゃべり続けた。

彼は我が家に何かが起きたことを察知していたのだろう。私が時々出張して留守にしても、数日で帰ってきたものだ。今度は長かった。今度はいつもの出張の時とは違っていた。だから、飛びついてきて長い話に留まることがなかった。「心配かけたね。元気で帰ってきたよ。お留守番ご苦労さん。」「クーン、クーン、クーン。」同意と嬉しさがこもっていた。留守の間は妻が一人で寂しかったので、妻の心配と必死の努力に慰めと支援をしてくれたのも彼だったろう。「オーオーオーオー」宣伝カーの音楽が聴こえてきた。ショーティーの歌が始まった。顎を上げて声を張り上げる。宣伝カーの音楽が遠ざかると終わった。日曜日の昼間、よく宣伝カーが近所にやって来る。

試験外出のこの時は、ショーティーの大好きな散歩はできなかった。彼は散歩が大好きであった。散歩は綱をつけて行くものだと思っているので、綱を何回も何回も目で指し、私のほうを向いて散歩をせがんだ。散歩の時は意気揚々と歩いた。人々が「アー、ダックス」と言うとますます得意になった。「可愛いね」と言おうものなら、肩を怒らして得意満面になった。「今度帰ってきたら散歩してあげるね。それまでおとなしくして我慢してね。」「クーン、クーン、クーン。」

69・ラブレター

小嶺主治医や前川技師から毎日の行動について日記をつけるように勧められたが、文書を書くのは何とも辛かった。一文章を書き上げるのに五〜六分を要した。こんなはずではなかった。焦りを感じた。仮名の間違いが多く、ことに抜け字が多かった。文字を一つ書き、間違いに気づいた時、グルグルと塗りつぶすので、黒丸が次々と並んだ。きれいに文章を書こうとすると、なんとも言えない疲れを感じるので、つい書く気がしなくなってしまう。当時の日記や記録はわざわざ残しておかなかったが、妻が病気の快復記念としてとっておいてくれた練習帳や紙くずが、本書を書く際の大切な資料となった。

入院中に多くのお見舞いの手紙をもらったが、返事を書くことすら容易なことではなかった。その中に、県立那覇病院の山内院長からの手紙があった。窓辺にあって何度も読んだ。彼は私の病気を知って驚いたと書いてあり、続いて医師会の地域医療委員会の状況が書かれてあった。「病気されているときに仕事のことを書いて失礼とは思いますが……」と言う文章であった。私を取り巻く状況をまったく知らされていなかった私にとっては、大変ありがたかった。返事を書くべきであったが、一日一日延ばしになってしまった。

私の患者の緑間さんも心配してお見舞いの手紙をくれた。彼女は私が倒れた時には、川崎市の日本綱管病院に肝臓病で入院していた。近く退院するとのことであった。遠くにいるのでことさら心配であったのであろう。気持ちが目に見えるようであった。しかし、同じく返事が書けなかった。

私の退院も間近になった十一月二十九日に初めて手紙を書いてみた。公式の手紙と違ってお礼の手紙であるからかしこまったものではない。初めて書く手紙としてはちょうどよかった。練習のつもりだった。

「ケイコさん退院おめでとうございます。お手紙ありがとうございました。突然の脳卒中に見回れましたが、多くの人々の努力、ご協力によってお様々（お陰様）で幸いにも命拾いをしました。運動麻痺はありましたがもう良くなりました。右手の感覚麻痺のため思うように文字の表現ができず、はずかしいことにこの程度（に）しか書（け）ません。思考力（は）充分なのですが、発音が不得意です。大変まずに（い）手紙ですが、お許しな（下さ）い。早くお目にかかれるのを楽しみにしております。」

（　）内はすべて誤字ないし抜け字であった。しかし、最初の手紙にしては立派だと自分で自分をほめた。「ラブレターだね」と妻が文章を直しながら私をひやかした。これを期に山内院長への返事を書いてみる気になった。

70・転院

まだ退院は早すぎるのではという話もあったが、私は無性に家が恋しかった。また、これ以上のリハビリは病院ではかえってできないと思った。柊山《ふきやま》教授と小嶺主治医の暖かい思いやりとサポート、それに前川技師の一生懸命のリハビリによって、ここまできたのは確かである。私は七〇パーセントの回復だと自己採点した。後の三〇パーセントは何とかしたいものだ。私はこれ以上の一〇〇パーセントの回復を望んでいた。柊山教授が「九七パーセントまではもとに戻りますよ」と言われたのを記憶している。

小嶺主治医と前川技師もこれ以上の回復と進歩のために、東京の専門病院に行くことをすすめられた。むしろ行くことに反対しなかったと言ったほうがよい。私はこれ以上の未知の秘法があると信じていた。そのためにどこに行ったらよいのだろうか。前川技師からリハビリの専門、ことに言語療法での専門病院や施設の分布状況の情報を得た。神奈川県七沢療養所や北里大学病院をすすめられた。北里大学病院は、私の教室にいる森講師の出身大学でもあった。北里大学の神経内科の古和教授は、私の慶応での同級生であり、脳神経センター長でもあった。森講師が古和教授に何回も連絡していたため、彼は私の状況を知っていた。私は、古和教授から直接退院後のリハビリの進め方を教わろうと思っていたところ、弟や森講師のはからいで退院後、北里大学へ再入院する手はずが整えられていた。しかし、私は入院までは考えていなかった。一度上京して、今後自分で進めるリハビリの秘訣を教わろうとは思っていた。ところが、いったん入院して再評価してもらったほうがよいということだったので、不本意ながら入院もやむを得ないと思った。そこで、前もって古和教授に手紙と一緒にCTとアンギオの写真を同封しておこうと小嶺主治医に相談した。彼の同意を得て、自分で自分の紹介状を書いた。今までの病状を綴ったが、文章が拙劣だったので、何回も何回も書き直して完成した。

71・東京なんのその

【第二三病日】　病後、二三日目の退院になった。柊山教授は本土に出張していたため、教授からの直接の退院許可はなかった。しかし、妻が私の希望であることを主張し、小嶺主治医から強引に許可を取ってしまった。外出ではなく、今度は本格的に帰宅することになった。数日前に再会していたので、我が家のお迎えには新たな感激はなかった。しかし、なんとたくさんの荷物を貯めていたのであろうか。引っ越しのようであった。

上京して北里大学に再入院することを念頭においていたので、暫時の滞在でまたまたお別れかと思っていた。まもなく、古和教授から電話連絡があった。手紙の文字を見て、その上内容を読んだところ、北里大学病院としてももう病院でのリハビリの余地がないとのことであった。北里大学の脳神経センターにも、言語療法係は一人しかいない。たしかに、言語療法の専門技師がいて発音、書字の訓練をシステマティック行っている。しかし、これだけ回復してしまうと、もう正常と同じと考えてもよい、健常人でこの程度のしゃべり方の人はたくさんいる。むしろ、正常と区別がつかない。これよりよくするというならば、むしろ本人の努力で、自分で訓練するしかないということであった。小嶺主治医も前川技師も先輩大学への遠慮もあり、また、私自身の希望と期待をも考慮に入れて北里行きに同意していたのであろうか？

こうして私は、琉大の指導とアドバイスのもとに行った自分なりのリハビリが正しかったことを悟った。そして、自信をもってそれを主張できるようになった。その意味で親身になって指導してくれた前川技師に深く感謝しなければならない。さらに、私の心の目を開いてくれた柊山教授にも感謝したい。私は決心した。リハビリのためだけにもう東京へは行くまい。今後も一人で訓練を続けよう。東京なんのその。

そして、機会があった時に上京して古和教授に直接会って、私の状況を見てもらおう！

72・心臓病患者の死に方

急性心筋梗塞症は、私が循環器科で臨床医として活躍していた昭和三〇年から四〇年代には、死亡率三〇パーセントの高率を記録していた。その数は、米国では年間六〇万人を記録し、死因のトップであり、多くのVIPを失った。それら死亡の状況を調べてみたメルツァーらの統計によると、死亡の五〇パーセントは不整脈死であり、心機能の低下による心不全やショック死は四〇パーセント、血栓が八パーセント、心臓破裂が二パーセントであった。

五〇パーセントを占める不整脈死は、心室停止ないし、心室細動によるものである。心室停止は文字通り心臓のポンプとして最も大切な心室がストップしてしまった状態である。心室細動は、心室が一分間に五〇〇から一〇〇〇回も局所的にさざ波のようにチリチリと細かく揺れ動いている状態で、まとまった拍動はまったくない。したがって、心臓からは一滴の血液も出て行かないので、心室停止と同じである。市立旭川病院の調査によると、このような不整脈死の大半は、発症二時間以内に起きている。しかも、発症直後が最も多い。

心室停止や心室細動になると、血液の拍出はまったくないので、五秒の停止で意識を失う。それは脳への血流が拒絶したためである。そして、一〇秒で全身痙攣、尿を失禁する。血流拒絶に対しては、脳細胞が最も弱い。三分経つと不可逆な障害を残してしまう。脳細胞の明らかな死（壊死）が起こるのは、三分と考えられるからである。つまり、心臓の蘇生が有効なのは三分ということになる。突然死の中で、瞬間死は心停止の三分以内と定義されているのはそのためであろう。三分してから血流が再開されても、脳の機能は完全には元に戻らない。何らかの欠損が残ってしまう。まったく意識が出てこないで、植物人間になる人もいる。意識はあるが、部分的機能欠損を起こして痴呆、ボケ状態になったりもする。飲食物を口に入れれば飲み込める程度の人から、着衣や脱衣や食事の摂取が自分でできるくらいの人まで、自立度はさまざまである。多くは、介護介助が必要である。その程度は連続的であるので、程度をはっきり区別できるものではない。

心室停止や心室細動は、心筋梗塞以外の心臓病でもよく起こる。マラソンやゴルフ中、バスケットボール試合の最中などにも時々起こる。心臓突然死と言われる。心臓以外の脳卒中や呼吸器・消化器などの一般疾患でも起こることがある。

心室停止と心室細動を、合わせて心停止と呼んでいる。心室細動の場合には、心臓マッサージをしながらただちに電気ショックを行うのが常識である。これで、多くの人々が救えるからである。そのための器械が徐細動器である。五〇〇〇ボルトほどの直流を四〇〇ワット程度、瞬間的に胸壁から通電する。心室細動が止まると、正常な心臓のリズムに戻る。それは一刻も早くしなければならない。早ければ早いほど残損する障害が少ない。

73・循環器科医であるからには

私が医学部在学中の学生時代の講義によると、「心筋梗塞の患者がトイレで発生した時にはトイレで寝かしておきなさい」と言われたものである。たしかに心筋梗塞を起こした部分の心臓の筋肉は死んでいる。そのことを「壊死」と呼んでいる。壊死を起こした部分は柔らかいので、破れて心臓破裂を起こして突然死亡するから、絶対安静が必要であると講義を受けたものである。しかし、今考えてみると、それはナンセンスと言える。心破裂は死亡のわずか二パーセントであるし、しかも破裂はそんなに一気に起こることはなく、多くは段階的に進行していくのがわかる。

これらは、心臓病の特別な集中治療室で治療して助けたり、予防したりできるからである。このような部屋をＣＣＵと言う。急患を扱う大病院には、今日必ずＣＣＵが備えられている。心室細動に対する徐細動器や心室停止に対するペースメーカーもＣＣＵにおける集中治療の一つである。

最近は救急車の中に心電図で監視するモニターや徐細動器やペースメーカーを備えているＭＣＣＵ（モービルＣＣＵ）も考えられている。しかも、そこには救急隊の中で特別な教育や訓練を受けて心電図モニターを患者につけたり、心臓マッサージをしたり、人工呼吸をしたり、徐細動を行ったりすることができる救急救命士が乗っている。心筋梗塞の多い欧米でそのようなＭＣＣＵが発達しているし、救急隊やボランティアも徹底している。ことに徐細動は一刻をも争う処置だからである。

内科の中には今日、循環器内科、消化器内科、神経内科などのように内臓器官別に専門化されてきている。その中で循環器内科は一般内科と違って、メスを取ったり、気管切開したり、人工呼吸、心臓マッサージ、除細動、ペースメーカーの埋め込み、心臓カテーテル検査、バルーン・カテーテルやステントを用いた冠状動脈の形成による心臓病のインターベンション、心臓内電位図の記録や不整脈発生部位を探って焼灼するアブレーション等、外科的要素が多く、外科的手技が多く要求される。心臓の心停止に立ち会ったり、とっさの蘇生を要求されることが多い。循環器専門医と称するからには、それらを熟知・熟達し、堪能でなければならない。ＣＣＵの発達によって、心筋梗塞の死亡率は今日三〇パーセントから一〇パーセント台に落ちてきている。

74・お粗末な救急指定病院

私は昭和四四〜四五年、ＣＣＵの走りの時代、メルボルン大学のＣＣＵへ留学した。スローマンの指導のもとで、メルボルン大学病院のＣＣＵで心筋梗塞症患者の最近の処置法について研修した。私にとっては目新しいことばかりであった。そこでは、冠状動脈造影が日常茶飯時の検査だった。今日でこそ日本でもポピュラーになったが、日本では昭和四四年にはほとんど行われていなかった。ことに内科医が、永久ペースメーカーの植え込み手術を行うなど考えられなかった。除細動もペースメーカーの植え込みも日本ではまだしもであった。専門の医師には当然であったが、それだけではなく、看護婦、救急隊、ボランティアに対するCCUの教育カリキュラムには目を見張るものがあった。帰国後、東京でも沖縄でも看護婦をはじめ一般大衆に至る人々へのCCU教育や心電図教育を企画、展開するもととなった。

日本帰国後に、本田医長の特段の努力によって厚生省の許可を得て国立東京第二病院にCCUを開設してもらえたのは幸運であった。それが、厚生省の国立病院のCCU第一号である。それから次々と全国の国立病院にCCUが開設され普及されていった。CCUでモニターされた心電図から、生々しい心電図が次々と得られた。典型的な心室細動や除細動の最中の心電図や、心停止の刹那の心電図等である。

ある日、東京都のある救急指定病院に救急車で心筋梗塞による心室細動患者が搬送されてきた。当直医が除細動の経験がなかったため、他院へ搬送したので見殺しにしてしまった。他院への搬送のために約一〇分を要したと思われ、肝腎な初期処置の時期を失してしまった。驚いたことに、この事実はつい最近起きたことである。その際に、この患者は実に見事な心室細動の波形を残してくれた。これらが、心臓病検査について書いた私の著書に挿絵として生きている。

75・専門バカ

大阪のとある有名な大病院に、心停止の患者が搬送されてきた。救急車の中で心電図がモニターされ、救急隊員が車の中で心マッサージと人工呼吸を行っていた。たまたま病院長が来客を送って正面玄関に居合わせた。心室細動が起きていたにちがいなかった。そこに居合わせた臨床のドクターは、除細動器を使うのは義務であり当然である。こんなことは百も承知のはずの院長は、除細動器を目の前にして手も足も出ず、おろおろしてしまったという。

しかも、不思議なことに院長は有名な循環器専門医であり、かつて超一流大学の循環器の教授でたくさんの心臓病の教科書を執筆している。「心室細動に対しては、直ちに直流除細動を行うべきである。除細動に際しては、パネルにペーストを充分に塗って、前胸部の心基部と心尖部にパネルを当てる。尚、事前に酸素吸入を切ってから行わなければ危険である。……」こと細かに除細動の理論や手技や注意事項が彼の書物に書かれている。

この話は、誰かの中傷や誇張はあるかもしれないが、まんざらあり得ない話ではなさそうだ。循環器専門医は別問題としても、一般臨床医の中で確かに除細動器を扱ったことのないドクターがたくさんいるのは事実である。救急病院に除細動器を置くことをいくら義務づけても、使うことができなければ宝の持ち腐れになってしまう。これは医学教育が悪いからにほかならない。

大学の臨床教育は、家庭医レベルの教育を軽視しているし、大学の教官は自分の特技をこと細かにひけらかして話すので、知らず知らずのうちに学生は専門バカに洗脳されてしまう。また、インターン制度がなくなった現在、大学の臨床実習や研修医自体に、除細動に遭遇しないドクターが多いことも事実である。大学病院では救急を扱っていない病院が多いため、救急の現場に立ち会うことがない。また、研修医がローテイトと言って、かつてのインターンのように将来自分の専門とする科以外の各科を回るようなことはせず、いきなり専門の科へ入る。したがって、自分の専門の科のみに熟達するいわゆる専門バカができるのである。

脳外科の専門医が、市中病院で夜間当直をした際に、一般外科で最も一般的な虫垂炎（盲腸炎）の患者を自分の経験がないからという理由でたらい回しにしたことがよく話題になる。

76・神様が休ませてくれる

循環器専門医は、除細動器の扱い方だけの問題ではない。ペースメーカーの埋め込み手術、心臓カテーテル検査、冠状動脈造影、心エコー図などの特殊検査が要求される。心電図が読めるだけで循環器専門医と称された時代は去った。心電図は、今や消化器内科はもとより、外科医でも耳鼻科医でも眼科医でも一般内科のドクターでも判読できるのが常識である。看護婦や検査技師はもとより、救急隊員、ボランティアや素人である患者自身でもある程度心電図がわかるようになってきた。「自分で診断するなんて生意気だ」とは言えなくなってきている。一般の知識レベルがそれだけ上がっているからである。有線放送テレビのあるチャンネルに登録することによって、特定な救急センターに接続してテレビ受信機を介して心電図が家庭でもモニターできるような試みがあるという。そうした場合は、心電図波形に興味をもつ患者や一般人もいきおい多くなってくるであろう。

循環器に限ったことではない。最近では患者が胸部レントゲンや胃のレントゲン、胃カメラ写真を覗き込んで細かく説明を求めるようになってきている。また、GOT、GPT、コレステロール、尿酸からHDLコレステロールに至るまで、医学や保健の知識は豊富になってきている。

ペースメーカーの埋め込みは、外科医に任せずに循環器内科医はその取り扱い、手技に熟達すべきである。ペースメーカーは内科手術である。これが私のかねてからの主張であった。せめて一時的ペースメーカーは循環器内科医が行う。できれば、永久ペースメーカー埋め込みも循環器内科で行うべきである。心臓カテーテル、冠動脈造影は循環器内科で行う。内科医が十分見きわめてから心臓外科と対診したり、討議したりする。もちろん、循環器内科と心臓外科は緊密な連携が必要である。

私はロイヤル・メルボルン病院、国立東京第二病院では、もっぱら心臓カテーテル検査やペースメーカー埋め込みを私自身で行っていた。沖縄に来てからも琉球大学病院や泉崎病院で、三〇例ほど永久ペースメーカー埋め込みを行った。心臓カテーテルも外科の加勢を受けながらやってはいたものの、最近では琉球大学の第二内科、第三内科をはじめ、県内でかなりの病院の内科がそれを手掛けるようになった。しかも、カテーテルを用いて心内電位図を記録したり、不整脈治療のために心筋の焼灼をしたり、冠状動脈カテーテルを用いてのバルーンによる冠状動脈形成やステント留置等のいわゆるインターベンション治療へとめざましい発展を遂げてきたので、私たちロートル循環器科医の出る幕がなくなってきている。

ことに私がペースメーカー埋め込みや心臓カテーテル検査を行うのには、決定的に不利な条件を背負うことになった。右手の第一、第二、第三指の感覚麻痺が残存したために、血管の手探りが困難になった。さらに拍車をかけたのは、悲しいかな老眼になって微小部分が見えにくいことである。しかも近眼もあるので、遠点を見るには近視の眼鏡を、近点を見るには老眼の眼鏡が必要になっている。これは不便この上もない。したがって、心臓カテーテルやペースメーカー埋め込みは、断念せざるを得なくなった。幸いにも、心臓外科の古謝教授がそれを理解してくれて、その面で十分カバーしてもらっている。

私は年甲斐もなくやりすぎたために、心臓カテーテル検査、ペースメーカー埋め込み等で浴びた放射線が、自分の病気に影響したのかと懸念している。これ以上やっては身体が持たない。余計なことはしないで、神様がストップをかけて休ませてくれたのだ。自分の本分をわきまえてやるようにという命令だと考えるのは、私の負け惜しみだろうか。

慣らし運転の始まり

77・黄泉なまり

【第四週目】　発病してちょうど四週目の月曜日、初めての出勤であった。正装してネクタイを締めたものの意気揚々と言うにはほど遠かった。第一、妻が付き添っていたのである。

四週間の間に、たまりにたまった仕事が山のようであった。何から手をつけてよいのかわからない。私には遠い遠い旅だった。長い長いトンネルをくぐり抜けて、宇宙旅行をしてきたのだから、たどり着くのに長い長い年月を要したようだった。たどり着いてみると戸惑うばかりであった。浦島太郎のようであった。部員は白髪にはなっていなかったが、何となくよそよそしかった。「おはようございます。」出勤するといきなりお茶のサービスを受けた。こんなことは今までついぞなかったことである。賓客扱いであった。妻の付添いがあったので、そうなったのかもしれない。

一同が私のあいさつに〝注聴〟した。一言の私語もないどころか、顔の表情まで緊張して目を見開いて聞いた。これは傾聴ではない。傾聴は内容が素晴らしいから心して聴くことであるが、その時私に対しては注意して集中して聴かないと理解できないので、注聴が適当であろう。私が黄泉の国の列に紛れ込んでいるうちに、よみの国のアクセントが移ってしまったのだ。一同の表情を見て取った妻が、一言一言口添えした。「お話はほとんど昔と同じですよ。」誰とはなしであったが、これは精一杯のお世辞だったのだろう。「ちょうど外国人みたいな発音もありますね。」率直な安次富技官もいつになく慎重であった。「発音もある」ではなく「外国人みたいな発音ですね」と言いたかったはずである。要するに、よくわからないということを遠回しに表現したのであろう。

78・心の高ぶり

「おめでとう。ずいぶん良くなりましたね。もう仕事に戻ってきたのですか？　大事にしてください。運動麻痺がなくなったのは本当に幸いでしたね。運動麻痺は、なかなか治らないし、後々麻痺が残存して仕事上ことに大変ですからね。言葉は、何とでもなりますよ。ここまで良くなれば後は訓練だけですよ。九七パーセントは元になりますよ。」「ドクター鈴木はもともと早口でしゃべるので、よく理解できないことが多かったのだから、ゆっくりしゃべるようになってかえってわかりやすくなって良かったですね。」慰めもあったのであろうか。教授会等の発言では時間の都合上焦って早口でしゃべらされることが多かったせいかであろうか？

「CTでは大きな陰がありますが、いわゆるサイレント・エイリアなのでしょう。その意味で本当にラッキーだったと思います。再発が心配ですから十分気をつけてください。何しろドクター鈴木は公人です。琉大にとっては大事な人なのですから。」何となく意味深長でこそばゆい言葉であった。〈私としては、先生のお陰で最適な判断を下され手術も回避できましたし、その上無謀とも言える東京行きをあえて止めていただいた点感謝しています。しかも、最も人間らしい生活ができるようになったこと、さらにまがりなりにも医者として復帰できること。その上、もとの職場で同じ程度に働くことができる幸せを噛みしめています〉と言いたかった。しかし、心が高ぶってその一〇分の一も言うことができなかった。十二月の勤務を開始した第一週に、妻を伴って柊山教授室に挨拶をしに行ったときのことである。三日前の退院の時は、柊山教授は出張で不在であった。

妻が補足して私の感謝の気持ちを述べた。入院当初彼と大いに口論したことを妻は気にしていた。彼はそれをあえてかわすかのように、「ドクター鈴木は公人ですからね」再度強調した。

79・飲茶

小皿にお醤油を少々入れてお酢を混ぜ、ラー油を垂らして箸でかき混ぜる。海老餃子をセイロから箸で突き刺して小皿に入れた。日本の箸もまだ十分に使いきれないのに、中華料理の箸は太くてしかもプラスチックでできているので、余計にはさみにくい。そこで、マナーは良くないが、突き刺しかなかった。海老餃子のトロトロとした皮が破れてたれがしみる。プーンと香ばしい臭いがして涎が口一杯に漂った。一気にほおばった。口の中にとろける海老餃子は格別に美味しかった。世の中にこんな美味しいものがあったろうか。二度と味わうことができなかったかもしれないと考えると、生きていて本当に幸せだったと、こんなに強く感じたことはない。

退院祝いに乾杯とはいかないまでも、病院食に飽き飽きしていたから、退院して早速グランドキャッスル・ホテルの飲茶を食べに行った。入院中も食事のたびに思い出し、夢にまで見たこのホテルの海老餃子であった。「あの海老餃子を生きているうちにもう一度食べたい」何回も言ったらしい。

海老にはコレステロールが多いが、一個は勘弁してもらっていいだろう。コレステロールの入っている食品は、なんて美味しいのだろうか？　いけない物をかえって食べたくなるものだ。海老そのものは特に私の好物ではないから、海老のてんぷらも食べたいと思わないし、海老の天丼も特にほしいとは思わない。伊勢海老の料理は、クリームがしつこいので好まない。また、伊勢海老のオニガラ焼きも好きではない。さらに、沖縄のワラジ海老、ことに生きたまま眼球が飛び出して怒っている海老の肉をつつくなんて、残酷さも手伝って箸をつける気にもならない。

フカヒレ餃子や牛肉、豚肉の餃子も好物の一つでもあるが、このホテルのくるま海老の餃子だけは格別である。そこでは飲茶の中でも海老餃子だけは二セイロ注文する。しかし、ウエイトレスから時々「これだけは一皿にしてください」と言われるところを見ると、これを好物にしている人が多いのだろう。海老餃子だけは、必ず注文して最初に出てくる料理である。そのため熱いうちにフーフーしながら食べる。また、空腹時に最初に食べるのでたとえようもない耐えられない美味しさを感じるのかもしれない。この味は忘れられなくて、一週間に少なくとも一回は味わうことにしている。レストランの常連になっているものだから、「海老餃子と何にしましょうか？」

80・患者から与えられた自信

［第五週目］　出勤した当初は、午前は地域医療部にいた。午後は自分のリハビリのためにリハビリ室に行って前川技師の指導を受けた。午後は自由の身であった。勝手気ままにリハビリをやることに決めていた。不調の日は、早めにリハビリを切り上げて帰宅した。時々奈落の底に沈んでしまうような、何とも表現しがたい不快感に襲われた。その都度脈をとってみたが、不整脈はなかった。マンシェットを上腕に巻いて、血圧を測ってみた。最高血圧が一〇〇～一一〇とやや低い時にそれを感じることが多かったため、血圧を頻繁に測って、その都度降圧剤の量をコントロールすることに努めた。

外来に出て患者の診療に携わるには、まだ言葉が不自由で、患者に迷惑をかけるため、しばらく遠慮していた。しかし、出勤して一週を経過した日のことである。たっての希望で、患者と面談することになった。どうしても断ることができなかった。かえって迷惑をかけることを心配して遠慮していたが、言葉が不自由でも構わないから緊急に相談に乗ってほしいという。私自身、患者に対応するのは病後初めてであった。あえて私に相談を持ちかけてくれたのは嬉しかった。「オーケー」とは言ったものの、私自身は十分対応できるかどうかは不安が先走った。

現在の沖縄での仕事を辞めて、北海道に新天地を求めてもよいかどうかの相談であった。持病の心臓病があるので、寒い地方に耐え得るかどうか。さらに、新しく事業を始めるに際して、家族を同伴するのが好ましいかどうか等であった。「A youth should be ambitious」「良いと思うことはまっしぐらに。それがジャンプ・アップをもたらすでしょう。棚からぼた餅が落ちてはきませんよ！」「北海道も人の住んでいるところ、何も案ずることはないでしょう」「幸い私の友人が札幌の病院にもいるので紹介しましょう。」心臓病のフォローアップに関して、地元の病院と連絡をとってタイアップをすることを約束した。

夢中になって彼と話しているうちに、熱がこもって、つい自分を忘れがちになっていたが、話をしている折々に自分の言葉の出方、切れ方の不自由さに再三我に引き戻された。その時には焦ってしゃべるので、いつにも増して言葉がもつれがちになり、言葉が引っかかるたびに言い直した。呼吸と発音とのタイミングが上手くとれてないときにそれが起こることがわかった。焦ると心臓の動悸を感ずる。しゃべっている時は、普段感ずることのないような呼吸と発音のタイミングやインターバルの取り方を意識するようになった。

一言スムーズに言葉が出ると、後がすらすらと続く。話しの出だしがいかに大切かがわかった。そこで呼吸を整えるために、しゃべり始める前に一呼吸して、力を入れて話し始める。そうすることによって、あえて相手の注目を喚起する。聞き手に心構えと準備ができている。そうでないと、相手が話の最初を聞き漏らすことになる。なぜなら、声に張りがないので、聞き手に心の準備ができていない。したがって、突如として話が始まったようになる。相手が聞き直してくれる場合はよいが、わかったふりをされると、話はそこで中断するし、コミュニケーションは途絶えてしまう。

この時、彼は自分だけではなく友人や家族の問題をも含めた、いわゆるファミリー・ドクター的カウンセリングを希望した。彼は私の言葉の拙劣さは、全然気にならないと言った。しかも、私もこれといって仕事がなかったから、たっぷり時間をかけてゆっくり説明した。あわただしくてとりつく島もなかった昔に比べて、かえってわかりやすいとことのほか喜ばれた。「話はまとを得ていたし、もう昔以上ですよ。誰も病気をしたとは思いませんよ。」彼は私の病気の克服をしきりと賞賛した。そして、私の生き方が彼に大きな示唆と力を与えたと言ってくれた。しかし、私にとっては彼が私に大きな幸せと自信を与えてくれたと思っている。

81・愛妻弁当

生サンマは、ほとんど塩味はついてない。焼いてあるので、お醤油をかけなくても味が少々ついているように感じる。沖縄の紅芋はグシャれたものではなく、栗のようなホコホコ芋であって、甘すぎもせず、蒸かして煮つけても美味しい。また、紅芋のクズにニラを入れて油で揚げたウムクジ天ぷらは格別である。いったん蒸かした芋を団子状にして薄い衣をつけて揚げると、いわゆる主食の代わりにもなる。

人参や大根に、我が家製のオクラの煮物は、含め煮になっていて美味しい。野菜はカンダバーのおひたしである。葉っぱはほうれん草と同じで、茎の部分がことに美味しい。我が家の畑から採れた野菜は新鮮であり、農薬を一切使っていない。害虫が好む沖縄の風土にあっても、よく育ち、毎日のようにつまみ菜として美味しく食べられる理想的な野菜である。

果物のデザートには、我が家の庭のパパイヤ、ペピーノ、マンゴーである。パパイヤは黄色く熟れ始めると、たちまち真黄色となる。消化酵素であるペプチンを多く含んでいるので、食欲増進作用がある。ペピーノはダチョウの卵大で、薄黄色にその上に紫色のスイカ模様を持った熱帯果物で、甘い味は少ないが、メロンと同じ香りがよく、水分を多く含んでいてみずみずしい。アップルマンゴーは、マンゴーの中でも特に甘く美味しい。我が家のアップルマンゴーは濃い赤色で、ほっぺたが落ちそうな果物の王様である。デザート付き弁当は羨ましがられるところである。

毎日、私の好物だけを取り揃えるには、頭をひねって考えなければならないのだろうが、市販の弁当に比べて、塩分が少なく、かつコレステロールも少ない健康弁当である。温かい心が伝わってくるような愛妻弁当が、昼食時間が待ち遠しく、いつも十二時きっかりには蓋をとる。

82・黒丸・黒丸カルテ

【第六週目】　十二月中旬、発病六週目にして海邦銀行の医務室の仕事を開始した。行員を対象に、健康相談を開始することにした。これが、私の本格的な仕事復帰の手始めだった。先日の患者への対応から、すっかり自信を持ったので、対話の苦労はまったく考えてもみなかった。むしろ、仕事への復帰の夢に膨らんでいた。もちろん、医務室の池村保健婦が仲介してくれて、私の言葉の不十分な部分を補足し説明の介助をしてくれた。

「人間ドックで血圧が高いと言われたのですが、大丈夫でしょうか？」「何も自覚症状はないのでしょう？」私が質問を返した。「自覚症状」と「は」の間で息をつくので、こういう時が問題である。発音の修正は、間髪をおかずに行わないと話の筋合い上理解しにくくなる。しかも、同じようにひっかかっては問題を助長する。力を入れて、思い切ってひと呼吸で修正する。この際焦ると、会話と呼吸のタイミングが時々ずれる。そのために、息が弾んで会話の途中で息が続かなくなったりする。そうなると、話をしている最中に聞いている人が苦しそうに感じるかもしれない。かえって相手に「大丈夫ですか」と言われる。

「以前、血圧が高かったことはありますか？」「血圧の治療をしたことがありますか？」「家庭で高血圧の方はいますか？」矢継ぎ早に質問する。ところで、「ドックのデータでは血圧は一七〇／一一〇ですね。」「心電図所見では異常などありませんね。眼底検査でも異常はありません。血液のコレステロールは一九〇だから、これも異常はありません。」「もう一度血圧を測ってみましょうね。」保健婦が被相談者の血圧を計った。「一四〇／八〇です。」「検診時に高かったのは、一時的なものではなかったでしょうか。心配ないと思います。自動血圧計をお持ちでしょう？　毎朝と仕事の後、自覚症状があった時に自分で血圧を計って表にして保健婦のところに届けてください。それからもう一度、相談にのりましょう。」

相談者の話は具体的で単純だったので、難なく理解はできた。しかし、私の説明や話の最中に、言葉と言葉の間に思いもかけない奇妙な音声が、しゃっくりのように飛び込んできたり、アクセントや音声の切り替え部分にタイミングのずれがおきたりした。そして、途中で発音の訂正がなされたりして、どもるような感じが時々あるので、わかりずらかったのでないかと懸念した。しかし、私からのコメントは、気をつけてゆっくり丁寧に行ったので、ほとんど完全に理解してもらえたと思われる。ほとんど保健婦の補足も必要なかった。

こうして最初の相談は無事に済んだ。私は患者への対話には、すっかり自信がついた。しかし、カルテの記載にはイライラすることが多かった。記載用件に対して、必要な文字がとっさに浮かんでこないので、時間がかかった。しかも誤字や文字の脱落が多かった。それは、記録項目や要旨の案出が即座であるのに対して、手指による記載スピードや指の微妙なまわしがスムーズではないのでもどかしく感じた。指の動きが鈍いので、文字が小さくごちゃごちゃすることが多かったからでもある。記載後に、注意深い見直しが必要であった。この結果、カルテの記載に文字を塗りつぶした黒丸に続く黒丸や訂正の線引きが多く、見苦しかった。

「何て書いてあるのですか?」「さーて、自分で書いたのだけれど?」こういう会話もよく交わされる。ましてや、他人の書いたカルテの文字は判読できないことが往々にしてある。古今東西を問わず、医師の書いた文字ほど読みにくいものはない。それは、患者と対話しながら会話のスピードで記載していくのだから、やむを得まい。私の黒丸に続く黒丸カルテは、判読できるのだから、一般的な医師のカルテよりまだましである。しかし、ゆっくり時間をかけて書けば、達筆とは言えないまでも、私の文字はまだ見捨てたものではない。

83・ドジ運転

「右はオーケー、左も大丈夫。」助手席で目を光らせている妻がいちいち私の運転操作ごとに声をかける。自分でハンドルを握ったのは、六週目である。運転教習所の教官がついた〝仮免〟のようなものであった。

運転操作の順序を間違えると、オート車は言うことをきかない。きちんと鍵をスターターの鍵穴に突っ込んで、右に回そうとして力を入れたが、かたくて回らない。鍵が曲がりそうになる。何か操作を間違えているのであろうか？　直接鍵の位置と深さを目で確認する。鍵が穴に十分入っていなかった。無意識に操作したので、右手の感覚が十分でないのを忘れていた。やっとエンジンがかかった。「サイドブレーキは。」「ファインダーミラーは。」いちいち耳元に号令がとんでくる。スタートしようとして、エンジンブレーキを外して、フロアーにあるギアノブに手をかけた。ギアをドライブに入れようとしたが、またまたかたくて入らない。「ドジね。」妻はイライラして言った。いつのまにかギアロックがかかっていた。どうしてロックボタンを押したのだろうか？

運転操作は、思ったより簡単で難なく、お陰で昔の実力を取り戻したようである。運転は、歩行するより楽であった。〈これなら大丈夫、付添いなしで一人で毎日車を運転して通勤できる〉自答した。「もう車を運転しているのですか」人々が驚いた。

夕方の帰宅時間、運転しようとスタータースイッチを入れたが、今度は車のエンジンがかからない。

バッテリーがあがってしまったのだ。見れば車幅灯がつきっぱなしではないか。「このボケ!」家から迎えに呼ばれた妻がまたまたイライラした。こんなことが再三起きた。知らず知らずのうちに、右手が車幅ボタンを押している。ライトがつきっぱなしになっている。「車を降りる時、ライトに注意しなければ」と思いつつ、同じような失敗を数回繰り返してしまった。思えば、前年アメリカ旅行の時である。レンタカーの鍵をつけたたまま車のドアを閉めてしまった。その時から「このボケ!」が始まっていたのだ。

私が運転免許を取ったのは昭和四〇年だったから、それ以来二五年間中古車しか乗っていない。「かわいそうだからこの際新車にしてあげるね。鍵の〝閉め込み〟防止機能付きにしよう。」初めて運転する我が新車は実に軽く、ダッシュもきく。視野も広いし明るい。クーラーもよくきくし、音響も素晴らしい。新車の臭い。軽快で気分が良い。

84・メキシコは遠くなりにけり

八年位昔だったろうか。フロリダで開かれたニトログリセリンのシンポジウムで研究発表・討論をした後、マイアミから飛行機に乗ってプエルトリコに行った。留学経験の豊富なアメリカの道路に明るい内田医師が車を運転した。街の至る所に、あまりにもたくさんの犬と猫が車にひかれて転がっていたのを目撃したことが生々しく思い出される。沖縄と同じ熱帯のコーラルブルーの海、ヤシの林、きらめく太陽、熱帯夜。プエルトリコは小さな島なのに平地が少なくトンネルに次ぐトンネル……。

不思議なことに、プエルトリコのトンネルと、今度のあの世旅行のトンネルがふと私の脳裏の内で交錯した。プエルトリコの思い出写真が引き出しの中で眠っていた。一枚一枚目を通しながら感無量であった。

一九八一年、ハンブルグの国際老年医学会の時に、私が幹事となって百歳老人の国際研究の仲間づくりをした時に、手を挙げてパートナーになってくれたサウスウェスタン大学のシュワルツ教授に会う予定であった。サウスウェスタン大学は、プエルトリコにあった。ところが、事前の連絡が不十分だったためうまく連絡がとれず、数日をプエルトリコで費やしてしまった。当初はシュワルツ教授と会合した後、プエルトリコからメキシコに旅行する予定だった。「残念だが仕方がない。またいつかメキシコへ行けることもあるだろう。」我々は当初の計画を変更せざるを得なくなった。

一九八九年夏。国際老年医学会が、メキシコのアカプルコで開かれることになっていた。私は病気になる前に、演題抄録と発表申込書を提出してあった。百歳老人に関するシンポジウムで発表する許可を得たのは、一九八八年十二月、退院直後のことであった。期待と不安が交錯した。アカプルコはメキシコでも高級なリゾート地であり、大変良い所と聞いていた。私の夢であるインカ帝国の遺跡を見てこられるし……。しかし、夏までに私のスピーチが学会発表のレベルまで回復するだろうか？　娘、愛美の付添いで現地に行って、スピーチを代行させようか？　それとも吹き込んだテープをまわして発表に代えようか？　不安のほうが大きかった。考えに考えた末、涙を飲んで発表を断念することになった。こうして、第二回目のメキシコへのチャンスは失われた。

メキシコ旅行の第三回目のチャンスは、一九九〇年にも訪れた。国際ロータリー世界大会が、メキシコシティで開かれたのである。私は一九八九年に、那覇ロータリークラブの幹事をやっていたため、メキシコ大会出席は可能であった。また、出席することが望ましかった。しかし、病後でまだ国内旅行もおぼつかなかったため、メキシコ行きをキャンセルせざるを得なかった。しかもあいにく、娘、愛美の学会発表、娘、愛倫の大学定期試験とも重なってしまった。そのころ娘の愛美は、アリゾナ大学の大学院にいたし、次女愛倫はカリフォルニアの大学生であった。結局、メキシコ訪問は三度私から遠ざかってしまった。

85・新聞の取材

[第七週目] 患者との面談で自信を得た私は、その一週間後に読売新聞の記者の取材に応じることになった。テレビやラジオの場合は、生放送でないとしても、録音を採る場合でも常人以上の会話力と説得力がなければならない。新聞の場合はまだしもではあるが、人を説得させる力はまだ乏しい。取材に応ずるのは不可能であることを山々承知していたので、病気を理由に断った。ところが、電話で話しているうちに、相手があまりに積極的で断ることができなくなった。「冗談言ってもだめですよ」逆に説得されてしまった。一方、できることならやってみようという自信すら湧いてきた。

取材の日であった。「どんな病気をしたのですか?」から始まった。多分初めて会った人は、どもりと失語症を素人目には区別がつかなかったので、私自身の会話は、もともとこんなものだと思ったのかもしれない。できるだけ繕って話をしているため、六週間前の出来事を説明しても、入院中の出来事を説明しても、半信半疑であった。しかも話しているうちにろれったり、とちったりすることがあったら、病気であった証明になるし、それによって取材を慎重にやってくれるとさえ思った。

取材内容は、相変わらず沖縄の長寿の内容であった。私の最も得意とするところであった。会話に自信がなかったので、記者に質問を受ける形で会話を誘導してもらうことにした。しかし、実際に始めてみると、かえって堂々と二時間もしゃべってしまった。早くしゃべることができなかったため、時間がよけい長くかかった。しかし、「じっくりしゃべって、それに丁寧に発音してもらえるから、かえって書き取りやすくて助かります。」記者はおちついて、丁寧に数値データまで書き取る余裕があった。

私たちの沖縄の百歳老人に関する研究は、すでに十二年にもなる。そこから得られた健康長寿は、遺伝因子と環境因子の相互ならびに統合作用によって得られることを説明した。遺伝因子として成人病を規定している遺伝子を追究してみたところ、膠原病発症因子であるリンパ球抗原のDR9が少ないこと。沖縄県の七〇歳代の老人は三〇・八パーセントにDR9を持っているのに、沖縄百歳老人は八・五パーセントしか持っていない。一方、免疫機能を高め、それらの病気を積極的に回避する因子として、DR1が考えられる。これらは七〇歳老人は〇パーセントが保有しているのに、百歳老人は六・一パーセントも保有している。つまり、これらの病気にかかりにくい抵抗性を持っていたから元気で百歳まで生きられたのである。しかし、百歳老人は決して単一な集団ではなくて、遺伝的に恵まれている人と、そうでない人の混合である。したがって、DR9を持たないで、DR1を持っている遺伝的エリートもいる。この完全エリートは百歳老人のうちの六・一パーセントである。そうでない人、つまり非エリートは九三・九パーセントであることを説明した。

環境因子として、第一に血清脂質が百歳老人に特異的であることがあげられる。つまり、病的老化を促進し、動脈硬化や癌を誘発するものとしての活性酸素を含む過酸化脂質がある。百歳老人では、血清過酸化脂質は平均一・六七ナノモル／ミリリットルであるが、一般七〇歳老人では三・四〇ナノモル／ミリリットルで明らかに少ないこと。動脈硬化促進因子である悪玉コレステロールといわれているLDLコレステロールは、沖縄百歳老人では一〇二・四ミリグラム／デシリットルで、七〇歳老人の一二六・〇ミリグラム／デシリットルに比べて少ないことを説明した。将来は、過酸化LDLコレステロールが測られるであろうと述べた。

また、皮膚や肝臓や血管等の主要臓器を構成しているコラーゲン繊維の細胞膜や核や細胞内部の構造物は、タンパク質でできている。そのタンパク質は遺伝子DNAの塩基と呼ばれているチミン、シトシン、グアニン、アデニンの決まった配列によって規定されている通りに、必須アミノ酸を配列させて繊維を織りなしていく。この膠原繊維の構成は、必須アミノ酸のグライシン、プローリン、ハイドロキシプローリンである。つまり、この配列は遺伝子によって規定されている。そして成長過程、代謝過程で細胞分裂を繰り返すたびに同一のDNAのコピーが作られていく。この際、DNAの部分的脱落が起きたりすると、動脈硬化や癌の芽となることを説明した。その必須アミノ酸は、障害部の修復に欠かせない材料である。それらのうち、プローリン、ハイドリキシプローリンは沖縄百歳老人で多く、七〇歳老人で少ないことを説明した。すなわち、血漿プローリンは百歳老人では男性五九六・六ナノモル／ミリリットル、女性六三一・〇六ナノモル／ミリリットル、七〇歳老人で男性四三九・五六ナノモル／ミリリットル、女性四三五・一六ナノモル／ミリリットルだったのである。

健康百寿現象を医学的に証明できたことをとくとくと説明した。ついでに、カメラマンが私の写真を撮影して帰っていった。これをきっかけに、その後テレビ・ラジオの取材が相次ぎ、それらが日本国内にとどまらず、韓国や米国にも及ぶようになった。

86・かわいいスピーチ・セラピスト

十二月中旬に、娘の愛美と愛倫が相次いで帰国してきた。

愛美はフィアンセのエリックを残して大学院の研究のまとめもそこそこにし、愛倫は大学の期末試験が終わると共にクリスマス休みよりも早く帰ってきたという。妻と私は那覇の国際空港まで彼女らを出迎えに行った。

「ダディ、ダメかと思ったのに良かったね。」ほっぺたにキスをしながら涙ながらに抱きついてきた。「ダディが生きていて幸せ、死なないでね。」「ダディの具合が悪くなったら愛美が面倒見るね。」愛美が言った。

「今日自分があるのは、ダディのおかげだよ」と愛倫が言った。「こんなに努力して元気になるなんて、尊敬しちゃう。」

彼女らはクリスマスから正月二日まで休暇を沖縄で過ごした。いつも休暇では、友達が集まってどこかへ出かけるのに、今回だけはまったく外出することはなかった。

毎日家で私の相手をして、日本語と英語、ことに英語の発音の修正を行ってくれたので、二人のスピーチ・セラピストがついていたことになる。Apparently, completely, obviously, appointment, fellowship, scholarship, as far as I know, ascription, fillip, short……

愛美は沖縄のクバサキ・ハイスクールを出て、シアトルのワシントン大学のマイクロバイオロジー・コースを卒業後、アリゾナ州立大学の大学院にて学部学生の講義もやっていた。愛倫は同じくクバサキ・ハイスクールを卒業して、カリフォルニア大学デイヴィス校にて、コンピュータ・サイエンスを専攻して二年生であった。彼女らの英語は、もう私の比ではないほど上達している。「昔のダディの英語は、立派で素晴らしかった。すごいなと思った。何を聴いても答えてくれたし、教えてくれた。」今は彼女らから見たら病気をしなくても、私の英語など及びもつかなかったであろう。ましてや、病気をして言葉を失ったものだから、私の語学力は惨めであった。私は語学力を取り戻すのに必死であった。

大学で講義をしたり、学会で発表するためには、話の内容を理解するための理解力(comprehension)の力も高めなければならないし、それでいて、発音や発語の訓練も必要である。さらに頭で構成したアイディアを他人が理解できるように発語することが大切である。その上で、説得力のある話術をもつ修練が必要である。ことに複雑な内容でも簡潔に、迅速かつ正確に発表できなければならないのである。

そのためには、できるだけ多く会話をすることが訓練になる。そこで彼女らの帰国後、米国人の二人のスピーチ・セラピストを雇った。一人はヘラー氏でクバサキ・ハイスクールの物理の教諭で、もう一人はアンさんでメリーランド大学の講師で、専門のスピーチ・セラピストであった。最初のころは我が家に来てもらい、私の体力に自信がついてからは彼女らの自宅を訪問して訓練を行った。

87・芽だし

【一九八九年一月】一九八八年の厄を落として、一九八九年の新春を迎えた元日、娘たちと波之上宮を訪れた。お宮参りなど何十年もやったことがなかった。心機一転新しい新春を迎えたいという気持ちもあった。

沖縄の新春、その午後の日差しはポカポカした春の陽気であった。波之上宮の階段を昇って鳥居をくぐった。人混みの最前列をくぐって両手を合わせた。

「ダディが元気になりますようにとお祈りしたのだけど、ダディはなんてお祈りしたの。」二度と娘たちに会えなくても不思議ではないほどの病気だったのに、こうして妻や娘たちと新年を迎えられたのは夢のようでもある。なんて幸せなことであろう。幸運に恵まれたことに感謝しなければならない。そして「脳血栓が再発しませんように。健康に戻って正常な仕事に復帰できますように。」

おみくじは大吉ではなかった。中吉であった。次第に運が開けてくるさ。くじを木の枝に結んだ。娘たちは学業があるため、一月二日にアリゾナとカリフォルニアにそれぞれ帰って行った。

妻の凝っている運勢判断によると、私の昨年の運勢は「大殺界」であったと言う。悪いことが次から次へと起こるそうである。私の父が入院して亡くなったのは、前年の七月であった。父が川崎市の病院へ入院していたので、母や介護をした娘や嫁たちの苦労も並大抵ではなかった。心身ともに疲れはてたろうし、経済的負担も大きかった。主として三男夫婦が父の身の周りの世話を引き受けてくれたものの、私は長男であったので、親戚内部の目が何かと厳しかった。また、一方では外戚の睨みもあって、情緒的トラブルをも背負うことになった。葬儀を済ませたのも束の間、私が病魔にやられた。厄払いをしなければならないところである。沖縄流なら祈願（ウガン）が足りないということである。私は迷信を信じないとはいうものの、まったく運勢にそっぽを向いている気にはならなかった。近所の人からユタを呼んで拝むようすすめられたが、さすがそれはお断りした。妻は内緒で〝方角〟の拝みをやったらしかった。

この年の運勢によると、「メダシ」つまり新しい運が始まるということであった。長女愛美は「ダディが元気なうちに」と同年六月にシアトルで結婚した。一方、妻にとっては父親同然の黒磯の義兄が、六月肺癌で亡くなった。彼は愛倫を実の娘のように可愛がってくれた。愛美の結婚式への出席を楽しみにしていたのに、適わなかった。「芽出し」の年も一〇〇パーセント良い運勢が巡ってくるとは限らなかったようである。

患者と医者の新たな関係

88・患者の協力

一月四日は仕事始めの日であった。泉崎病院の外来の日である。「外来を再開したい。」私はやる気満々であった。もうひとかけらの不安もなかった。病院なのだからかえって安心だ。看護婦も就いているし、泉崎病院の外来は看護婦がきわめて家庭的でなごやかなムードが漂っており、私はこの外来が大好きだった。私は昭和五二年から泉崎病院の外来に来ているので、すでに十二年にもなる。したがって、患者一人一人が友達のようであった。

新年の初めての外来は、例年きわめて患者が少ない。年の初めでみな忙しいからである。案の上四～五人の患者を見ただけであった。まず、患者の名前を呼び出すのに苦労した。沖縄の人々の名前は大変呼びにくい。「目取真さん」「瑞慶覧さん」「糸数さん」「国場さん」「喜久村さん」……。

部屋に入ってくるなり、「先生大変な病気をなさったそうですが、もう大丈夫なのですか？　だいぶお痩せになったようですが？」「気をつけてくださいよ。先生が倒れたら私たちが路頭に迷います。」

反対に患者にお見舞いを言われた。「先生、全然言葉が話せないと聞いたのですが、前と全然変わりないのではないですか。言葉なんか全然おかしくないし、努力すればこんなに良くなるなんて。病人が先生を見て励まされますよ。」すっかり患者に励まされてしまった。

「アーンしてください。」「息を止めてください。息を飲み込むようにしてください。」舌圧子で舌を押さえて喉を見る。「前を向いてください。」「息を大きく吸ったり吐いたりしてください。」聴診の時に声をかけなければならない。「ベッドの上に休んでください。」時々腹ばいになる人もある。「仰向けになってください。」打診も聴診もなんら苦労はなかったし、以前と同じように行うことができた。「膝を立ててください。」「お腹を大きく膨らましたり、へこませたりしてください。」「もっとゆっくりやってください。」肝臓や膵臓を触診するときは、このような患者の協力が必要である。「ここは痛いですか？」

腹部の触診時の私の難点は、右指の第一、第二、第三指（親指、人差し指、中指）の感覚が鈍いことであった。肝臓の触診はことに大切である。肝臓病で肝臓が腫れている場合はもちろんのこと、心臓病でも肝臓は大きく腫れる。肝臓を触れる場合は、肋骨のどのくらい下で触れるかで表現する。指一本の幅であれば一横指、五本幅であれば五横指である。しかも、硬いか柔らかいか、弾力性があるか。また、肝臓のへりが鋭いか、鈍いか。表面はスムーズか、でこぼこか。指の感覚によって肝臓の状態を直感的に知ることができる。大きな肝臓なら簡単に感知できるが、小さくて柔らかいものは感知するのに熟練を要する。手の感覚の鋭さが必要である。私は肝臓の触診に関しては、得意中の得意であった。この際、最も大切なのは右手の親指・人差し指・中指である。この三本の知覚が失われた私には、触診には致命的と思われた。触診に代わって腹部の超音波やCT検査があるとはいうものの、全員それらの検査をさせられたのでは患者も検査技師も、それに健康保険もたまったものではない。たとえできるとしても、それらの器械は大病院にしかないから、中小病院や往診ではできない相談である。

ところで、肝臓の触診の達人は、今日の医師には少ない。なぜなら、診察手技の経験は大学病院の実習では十分に積まれていないし、器械・技術の発達した今日、何かと器械に頼ることが多いからである。私は器械に頼る医師にはなりたくないとかねてから思っていた。器械はあくまで診断の補助的手段であると考えたい。そこで、なんとかして私の鋭い触覚を回復してやろうと努力することになった。触診の際には右手の親指、人差し指、中指を使うのが通常である。この場合、手をお腹の中心線方向に向ける。これを逆の外側に向けると感覚の正常な小指と薬指を使うことになる。

宮里さんの肝臓は従来から大きく腫れていて簡単に触れる。しかし、今回は通常のやり方ではまったく感じることができなかった。そこで、手の向きを外側方向に変えた。「息を大きく吸って、はい、はいて。」「もう一度ゆっくり。」〈あ！これだ。〉薬指と小指を使って、一発ではっきり触れることができた。〈しめた。私の触診は昔と同じだ。〉しかも以前とまったく同じように。「先生！そこ、そこ、それよ。」宮里さん自身が大きな声を出した。彼女自身が、私の試験台になってくれたことを喜んでいるようであった。

それ以後、私は今でも右の薬指と小指を使って肝臓や脾臓の触診を行っている。この手の位置は変則的な方向なのだ。若い研修医が、私がする触診の手の向きを真似ているのに苦笑した。

89・補助の手

二月一日から泉崎病院についで、大学病院の外来をも開始した。三ヶ月ぶりで、私のもとに戻ってきた患者さんたちは口々に言った。「先生こそよく戻ってこられましたね。自分のことのように心配しましたよ。私たちのためにも元気でいてくださいよ。先生自身がよいお手本です。先生にお会いするだけでも元気が出ますよ。どうしたらこんなに早く回復するのでしょう?」矢継ぎ早の励ましやら質問やら。患者はドクターを慕って集まってくる。一方、医師は自分の受持患者には、特別な愛着がある。しかし、「患者は神様です」と言った人もいるが、患者あってのドクターなのである。私の患者たちのためにも元気にならなければ。私は心に誓った。

外来を上手くはこぶためには、看護婦の補助が従来以上に必要であった。野原看護婦は婦長であるだけに、何やかやと気を遣ってくれて、てきぱきと患者をさばいてくれた。患者を診察室呼び入れる。沖縄には呼びにくい名前が多いだけではなく、発音しにくい名前も多い。「イハさん」「ツハコさん」「ズケランさん」……発音上苦手とわかると、野原看護婦が間髪を置かずに呼び入れてくれた。

血圧の測定は、大学病院では本来はドクターが測る。看護婦がやってもよいと規定されてはいないが、幸いなことに地域医療部外来では看護婦が行うのが慣例となっていた。血圧測定のためには、まず患者の上腕にマンシェットを巻く。次に肘の内側の脈のよく触れる場所を探して、そこへ聴診器の膜面を当てる。その際に、右手の指で拍動を探る。私は右の人差し指、中指では動脈の拍動を触知できなかった。そこで、健在である右手の薬指と小指に意識を集中して、感覚を敏感にして拍動を探り当てる。そこまでは上出来だったが、さらに一つの難問が生じた。右手に軽い麻痺が残っていて握力が弱いため、カフを三～四回握って空気を送ると、右手の母指球（親指の付け根の筋肉）がつって動かなくなる。こうなると、右手に左手を添えて両手でカフを押すことになる。すると聴診器の膜面を押さえていた左手指が離れてしまうので、聴診器が患者の腕からずり落ちるか、聴診器の膜面が拍動血管の位置に密着しなくなる。そのため、血管音が聴こえなくなって、血圧が測れなくなる。この場合は、第三の補助の手、つまり助手が必要である。こうして、血圧の測定はもっぱら彼女が行ってくれた。

静脈採血や静脈注射も彼女の好意に甘えた。その場合は、まず駆血帯を上腕に巻く。ついで肘の内側の静脈を左手の指で探る。目で明らかに見える場合でも、左手指で血管の走行を探り、固定されている場所を選ぶ。蛇行したり屈曲したり湾曲したりして、針を刺しても鰻を縦に刺しているように逃げてしまうような血管は選ばない。また、静脈が浮き出ていても、硬い静脈は針が刺さりにくい。注射器の針を皮膚に沿って斜めに刺す。採血の場合は内筒を引いて血液を採取する。静脈注射の場合は、針が静脈に入ったら、注射器の針と外筒を左手指で支えて、右手指を使って内筒のピストンを引いて血液の逆流を確かめ、左手指で針や外筒を固定しつつ右手指でピストンを押して注射液を注入する。

皮下注射の場合は、左手で皮膚をつまみ上げてから、右手で注射針のついた注射器を皮膚に刺入して押し進め、次に左手で注射針と注射器を固定しつつ、右手指で内筒を引いて血液が逆流しないのを確かめる。逆流するようであれば、静脈か動脈に入っているので刺し替える。確認が済んだところで、注射器を左手指で押さえつつ、ピストンを押して液を注入する。いずれの注射でも注入が終わったら右手で針を抜くとともに、左手指で持った脱脂綿で、針穴の部分を圧迫して止血する。

静脈にしろ動脈にしろ、採血や注射に関しては、私はもともとお手のもので、誰にも引けを取らない自信を持っていた。しかし、指の触覚と微妙な指の動きをする自信がなく、新前の注射のような感じで不安であった。たまたま、肥っていて血管の細い老人で、静脈採血の非常な困難な患者が現れた。その場合は、動脈採血が必要である。ところが、動脈穿刺は看護婦には許されないので、病後でありながら私自身が行う羽目になった。左手指で股動脈の拍動を触れながら、左手指に沿って思い切って針を突き刺した。針を血管が通り過ぎることもなかった。昔とったキネヅカ。一発で見事に動脈に命中し、思うように採血ができた。〈どうだ、まだ見捨てたものでもないだろう。〉声には出さなかったが、心の高鳴りを感じるとともに、自信を取り戻すきっかけになった。

最近の病院外来はコンピュータ化されてきて、患者と応答しながら診察し、カルテを記入し、さらにコンピュータ処理に追われる。そこでコンピュータへの病名登録、検査オーダー、処置オーダー、処方オーダー、さらにカルテへの検査伝票の添付に至るまで、ドクターが一人でやるのが普通である。しかし、私の一部始終を知っている野原看護婦は、母親が子供の面倒をみるように、まめまめしく積極的に援助してくれる。

90・殿様旅行

私が待望の上京を果たしたのは、発病して三カ月目であった。寝たままだったり、言葉を失った状態で上京するのと違って、むしろ新婚旅行の心境であった。妻の付添いというよりは、妻を伴ってと言いたかった。病後の初めての上京だし、荷物はすべて妻が持ってくれた。チケットの出し入れも含めて一切合切何やかやと妻が気を遣ってくれたため、添乗員付きのいたれつくせりの旅行であった。こんな旅行は始めてである。まるで殿様旅行であった。目的は東京で開かれる心臓病のシンポジウムに出席するためだった。

シンポジウムに招待を受けたものの一瞬躊躇したが、その後でむしろ私自身から出席したいと申し入れた。なぜなら、全国から心臓病の有名なドクターが集まっているので、会場で倒れてもむしろ安全だと思ったからである。何でもすべてやってみようではないか。やるまでだ。どうせいったん倒れた身だから、再度倒れてももともとだと思った。なるようにしかならないのだから。

新高輪ホテルの式典の間は、郷ひろみの結婚式で一躍有名になった大宴会場であった。シンポジウムの会場には、多くの外国人招待者や全国の大学病院・大病院の有名なドクターたちが集まっていた。私自身の発表はなかったので、今回は気楽に出席できた。

交感神経のα、β遮断剤に関するシンポジウムであり、私の大得意とする分野だった。私はこの方面での臨床経験も十分持っていたし、開発時には多種類の臨床治験も行った。そのため、シンポジウムは英語の発表であったが、理解しやすかった。病気をしていなければ討論に参加するところだったが、今回は遠慮せざるをえなかった。英語にしろ日本語にしろ、人前でしゃべる自信がなかったからである。残念であった。

シンポジウムが終わって、盛大なレセプションが開かれた。その際、話し合いの場が用意されていた。ここでも、外国の研究者や発表者を捕まえて話に花を咲かせる自信が持てなかった。会場には北海道から九州まで顔見知りのドクターたちがいた。沖縄から出席者はなく、私の病気のことを知っている者はいなかった。したがって、顔を遠くから見て挨拶するだけにして、できるだけ近寄らないようにしていた。妻はシンポジウムにもレセプションにも遠慮して出なかったため、私一人であった。私はレセプションを早めに切り上げて、待っている妻のところへ戻った。

91・二人の母の涙

私の入院中には、二人の弟以外本土からは母も他の弟妹たちを初め、親戚、友達、誰もお見舞いには来なかった。彼らにとって沖縄はいかにも遠かったのである。

「東京の冬は寒いだろうから。」弟の配慮によって、日本鋼管の東京にある保養所の宿泊を予約してくれた。暖房が完備していて、高級ホテル並であった。それに、ホテルという名前がついていた。このホテルは、シンポジウムが開かれた品川の新高輪ホテルからほど近いところにあって、歩いて行ける距離であったが、私と妻は地下鉄で一駅乗ったのである。ホテルは、赤穂浪士で有名な泉岳寺の正門の斜め向かいにあった。

この日私のために、快気祝いがホテルのロビーで催された。弟が母を連れて現れた。病後初めて母に会った。私にはもう一人の母がいた。伯母である。母の実姉で母より二歳年上ですでに八〇歳になる。静岡からわざわざ新幹線で上京して来た。戦時中、学童疎開して母代わりに面倒を見て育ててくれた伯母である。彼女は実子がいないから、昔から私を実子のように思っているふしが感じられた。伯母は感情家であるから、すぐ涙ぐんでしまった。それにつれて母も涙を。

すべての弟と妹が集まってくれた。六人の弟妹と彼らの家族たちであった。また、重一従兄弟夫妻も静岡から上京してくれた。重一さんは私より七～八歳年上である。子供のころから「ジュウニー」と呼んでいた。彼は俗称で感じるように両従兄弟である。父は父同士、母は母同士の兄弟と姉妹だから、兄と言っても良い間柄であった。

全員にお祝いされ祝福された。私は立ち上がって挨拶した。たどたどしい言葉ながら、病気の一部始終を説明した。興奮してしゃべったため、いつにも増してたどたどしく、苦しそうなしゃべり方に終始した。病気で生々しい痕跡がもろにでた。もう二度と会えることもないかもと思った人々。一人一人の顔、顔。ジーンとなって、胸がつかえた。「よくぞこんなに良くなって」伯母の声が後半かすれて消えた。

「どうなることかと心配したよ。」一同が涙声になった。

92・二つの母校、人捜し

突然、森講師と幸地技官が地域医療部を退職することになった。二人の退職をひかえて、安閑としているわけにはいかなかった。このままでは地域医療部が消滅してしまう。さっそく〝人〟集めにかかった。私の周囲に残された地域医療部の技官や看護婦は、その点では手も足も出ない。妻だけでは人集めをやりたくてもできない。私自身がやらなければならなかった。病気だといって休んでいるわけにもいかなかった。そこで、妻がいつも付添って人集めに奔走することになった。私の部の助教授と助手の両方を至急手配しなければならなかった。

一月に続いて二月も人捜しで明け暮れることになった。最初に母校である慶応大学病院を訪れた。医学部長は眼科の教授であったので、学部長の計らいで内科の四人の教授と、公衆衛生の教授に接見して事情を話すことになった。しかし、いずれの教室でも相も変わらず他人事のように考えており、親身になって人材を派遣する構えを示してくれない。長い間母校内に温存されていると、天狗になって自分よがりになり、他にそっぽを向くようになっているらしい。先輩や後輩が外部においていかに苦労していようと、馬耳東風である。というよりも、自分の城を守るのに精一杯で、外部まで面倒が見切れないのが現状なのかもしれない。

琉大は日本の最南端の外れにあるとは言え、国立大学病院である。教育病院である。一般出張病院と同一レベルと考えて、けんもホロロな態度をとったり、人乞いに何らかの見返りを要求するに至っては、言語道断と言わざるをえない。「何が母校か」と言いたくなる。慶応の人材獲得は不調に終わった。

国立東京第二病院は大学病院ではないが、私にとっては、卒業後十七年勤めたので母校も同然である。慶応では浦島太郎と同様で、どこでも「見知らぬ人」であり、腰をおろす余地もなかった。それに比べ、国立東京第二病院にはまだ温もりが残っていた。懐かしい国立東京第二病院周辺の町並みは、昔と比べると非常にモダンになっていた。病院の隣は東京オリンピックの駒沢公園である。昭和三九年のオリンピック以後、着々と環境が整備・洗練され、今では外国へでも行ったような錯覚を起こすほど近代的な建物が立ち並んでいる。

しかし、病院は違った。正面玄関をくぐると廊下の左が事務局で右が薬局である。昔は新館だったのに、今では壁も薄黒く、時の流れがしみ着いている。しかし、配置は昔のままである。外来棟の二階への階段を昇ると、中央に第一病棟に続く渡り廊下がある。外来棟の右翼の廊下の右側は、医長長屋が並んでいる。左には医局があり、その次は院長室であった。この辺の模様は十二年前の昔とほとんど変わっていない。時計が止まったような感じである。院長室の机の位置もまったく変わっていなかった。

「シンちゃんどうだい？　すっかりよくなったみたいね。」泉院長から声をかけられた。彼は私のインターン時代、外科系の指導医であった。三〇年も昔のことである。私はここでインターンを終了した。また、慶応義塾大学医学部の内科に入局して一〇ヶ月で、フレッシュマン出張として国立東京第二病院（俗称・東二）に派遣され、その後十七年もの長い間勤め続けた。その時に身近の先輩や同僚からは、病院内では私は俗称「シンちゃん」で通っていた。ほんわかとした親しみと、ほんわかとした故郷の暖かさを感じた。彼は脳外科だったので、内科の高橋副院長を呼んだ。高橋副院長は私が、内科医局へ入局した年に慶応大学病院で同じ病棟勤務であった。私の数年先輩であった。

五年前に本田循環器内科医長の計らいで国立東京第二病院より、沖縄出身の安里医師を琉大病院の私の部の助手に迎えることができた。彼は後に講師に昇格した。そこで人材派遣について国立東京第二病院に「今一度」を期待したのである。「お手伝いしたのは山々だけれど、今の若い者（医師）は上司の思うようにはいかなくてね。」副院長が呟いた。残念ながら本田医長はすでに退官していたし、ここでも人探しは不成功に終わった。

93・リハビリの余地

病後まもなく連絡をとった北里大学脳神経内科の古和教授を訪れて、私の病後のチェックをしてもらい、さらに人材工面のお願いをしようと思った。北里大学病院は、小田急線の沿線の神奈川県相模原市にある。相模原は新宿から特急で四〇分ほどのところだから東京から近い。しかし、当時の私にとって相模原は遠かった。

真冬の朝早く起きて北里大学病院に行くのはきつかった。そこで、北里大学のすぐ近くに宿をとった。これも弟の計らいであった。「あまりよい宿ではないが、これしかないから我慢して。」しかし、結構こぎれいなホテルであった。

　意外なことが起こっていた。深夜になればなるほどホテル窓下の道路の交通が激しく、建物が振動して、私も妻も十分睡眠をとれずに朝を迎えた。沖縄の自宅は実に閑静な環境にある。前夜の宿泊もたいへん静かであったから、いっそう騒音をひどく感じたのかもしれない。

　古和教授が東病院の脳神経センター長を兼ねていた。「良くしゃべれるじゃないか。このくらいなら普通の人とほとんど変わりないよ。俺と同じくらいじゃないか。ゆっくりしゃべればいいのだから。」彼は続けた。「確かに北里大学病院では、リハビリ施設もスタッフも完備している。しかし、これくらい良くなったものに、さらに病院でリハビリをやる必要はないでしょう。」「このあいだ送ってくれた手紙を見たけれどね。文章も完全だし、その点でももうリハビリする余地はないね。後は自分でどんどん使うだけだよ。」「CTもアンギオも見たけれど、結局は手術をしなくて良かったね。」一〇年前だったら、手術をしたところだったそうである。「今までの内頸動脈の手術は失敗だったと思う。次から次へと植物人間を作ったし、いったん上手くいったとしても、内膜を剝離しているので、結局はほとんど血栓が詰まって再発してしまう。」それがわかってから、手術はしなくなってきているのが脳外科医療の最近の趨勢のようである。「北里大学病院では、このような手術は最近では一例もやっていないよ。」

「第一、こんなに早く良くなっているとは見事だね。敬服するよ。良くなったものだ。」かえってお誉めにあずかってしまった。妻もそれを聞いていて鼻高々であった。「私のおかげだよ。」

94・原稿音読

私の病気のため、十二月に高齢者科学の会を開くことができなくなった。高齢者科学の会は、百歳老人に関する研究が主体の会である。例年十二月、慶応義塾大学医学部で開いていた。今回は私の病気の回復を待っていたため、二ヶ月遅れでやっと開けることになった。本会は生化学面での研究を行っている慶応薬科学研究室の稲山教授グループ、病理学の細田教授グループ、HLAやDNA等を研究している高田氏らの特殊免疫グループ、脂質代謝を主体に研究している秦教授のグループ、細菌学を主体としているヤクルト研究所の桜井教授のグループ、それに循環器を主体としている私たち琉大のグループとの間のクローズドの研究会である。年間の各グループの研究成果を発表しあって、今後の研究の打ち合せを行って、研究の進め方を検討するのである。会場は慶応病院の研究室なので、妻の付添いはなしであった。最も安全な場所でしかも慶応医学のトップグループの集まりであるから安全である。

「お元気になってなによりです。」メンバーの全員から祝福をされた。落ち着いてスムーズに挨拶もできた。今回、私は沖縄百歳老人のビタミンEの血漿中濃度と血球中濃度を測定して、血清過酸化脂質との相関とを求めたデータを発表した。まだ原稿なしで発表する自信がなかったので、原稿を持参して読み上げることにした。ところが、発表となると特にあがったわけでもないのに、原稿なしでしゃべっていたのとは完全に状況が異なっていた。一文字一文字が目に入ってから、一文字一文字発音するのに時間がかかるのである。よく会話に際して「えー」「あー」「おー」の長い人がいる。それとは完全に違う。一文字と一文字の間に、間があいてしまう。「こ」「の」「け」「ん」「きゅ」「う」「は」「け」「つ」「しょ」「う」「か」「さ」「ん」「か」「し」「ひ」「つ」「と」……。一行読むのに二〇秒かかった感じがした。私はすっかり焦った。

司会の稲山教授は、たいへん驚き慌ててしまった。小学生が棒読みをしている感じだったからである。「私が続きを読みましょう。」事前の打合せなしで、他人の原稿を初めて読み上げるのはまたまた大変なことである。四百字詰めの原稿用紙を用いていたので文字は大きいはずだが、すらすらと読むわけにはいかなかった。文章は悪くはなかったはずではあるが。

スピーチは雰囲気に左右される。焦ると最も悪い状況が表面に出てくる。油断大敵。「まだまだ気をゆるめず、言葉の練習が必要だ。」私はさらなるリハビリの必要性を痛感した。文章の音読の練習が不完全であったので、このままでは原稿を持って学会発表をするわけにはいかない。会を終わって、一同から「良くなりましたね」ではなくて、「お大事に」の言葉を浴びせられてしまった。

95・「まさか私が」

琉大のY教授は五〇歳で脳卒中で左半身不随になった。私の入院した同じ病棟で、同じ主治医であった。左半身の完全麻痺であった。彼はベッドに横たわって麻痺のために無表情であったが、心なし恨めしそうな表情に見えた。面会謝絶。しかし、琉大病院では私だけが面会が許された。というよりも、本人や奥様が私の訪問を希望されているとの連絡を受けたのである。私はできるだけ毎日彼の病室を訪れることにした。

彼は私の入院時に、私の病室に突然見舞いに来た。その時は形どおりのお見舞い袋を届けて来た。「お大事に」。当時、彼は教授会の幹事だったので、〝面会謝絶〟の表札を無視して、素通りして来たはずである。心なしか意気揚々の感じを受けたのを記憶している。教授になりたてで、発展の絶頂にあったからであろう。その彼に「まさか」が起きたのである。彼は普段不整脈があったが、何ら自覚症状がなかったそうである。

彼の病室には、奥さんが付き添って寝泊まりをしていた。食事を口に運び、衣類の着せ替えをした。尿器の入れ替えをやっていた。「先生は良くなったのに、どうして主人は良くならないのでしょう?」ご主人にも増して怨めしい顔つきに見えた。「奥様が支えてあげてください。」私は指示口調で言った。「背もたれをとって、自立で座らせて」ギャジベッドのハンドルを回して背もたれを倒した。「足をベッドサイドに向けて」身体を横向きにさせた。「足を静かに下ろして」ベッドサイドに身体を寄せて腰掛けさせた。ハンドルを回してベッドを低くした。「さあ右手を支えて腰を浮かせて。」彼の顔が歪んだ。力が入らないのだ。奥様は手を貸さなかった。〈すましていないで。〉口からは出さなかった代わりに、「暇さえあれば奥様が先導して積極的に練習をさせましょう。」「奥様の手で体を支えてリハビリをしましょう。」私は諭すようなつもりであった。「主人は寝ているほうが楽だと言っています。」本人がそれに頷いた。「看護婦さんが起こしてはいけませんと言っているのですよ。」「リハビリは看護婦さんやリハビリ技師がやるのでしょ。第一私は腰や膝が痛いし、主人の体など支えきれないですよ。」「先生は病気が軽かったからこんなに早く良くなったのでしょう。」インテリ風の肥った奥様である。

家族がいるだけでもよいとは言われるが、そこにいるだけの付添いでは見舞い客と同じで、とおり一遍のことしかしていない。自分の身も心も投げ出してやるような心のこもった付添いが患者にとって必要なのだ。病院の看護婦は忙しくて一人ひとりの患者に手がまわらない。注射や投薬や検温や病床記録で精一杯である。リハビリ技師も盛りだくさんのスケジュールで病棟ではマッサージをし、関節の曲げ伸ばしなど一人の患者当たりにせいぜい一〇分である。次の患者が待っているし、病棟が終わったら外来のリハビリ訓練室に行かなければならない。病室では一〇分間の間に見習った方法で、付添いが手を貸してその後のリハビリを続けるのである。この一〇分で一日のリハビリ・スケジュールが終わったのではない。

しかし、雇い上げの付添いはおざなりの仕事しかしない上、付添婦自身が高齢者であることが多い。そのため、本人自身が腰痛を患っていたり、高血圧の持病も持っていて、患者を見張っているだけで精一杯である。「付添婦がつくと、病棟に患者が一人増えたようです。」看護婦がこぼすのをよく耳にする。

要は心のこもった献身的な家族の付添いが好ましいのである。私は翌日、再度彼の病室を訪問した。彼はまったく寝かせきりになっていた。絶対安静が必要とのことであった。彼は焦って起立しようとして転倒した。そのため、再度安静臥床を命ぜられた。彼は右脳障害であるから、言語障害はないはずである。しかし、言葉はまったくろれっていて聞き取れなかった。しきりと何かしゃべっているが、言葉になっていない。「ポッポッポ、ハトポッポ……」私のすすめで覚えている歌を唄った。その発音は正確であった。そこで、口の形を整えて発音することをすすめた。その翌日訪れた時には、奥様は帰宅していて、見知らぬ付添婦がいた。

三ヶ月も経ったころであった。「帰れば歩けるようになる。」焦って退院したそうである。自宅の庭で歩行に励んだそうであるが、再度転倒し、ついに寝たきりになった。その上、大学病院からは勧告退職をさせられてしまった。

96・マイクを友達に

最初にどういう声を発したかは覚えていない。私は必死にマイクを引き寄せた。声どころではなく、身体全体が震えた。こんなことがよくもできたものである。今考えるとゾッとする。思ったより上手くしゃべれなくて、私の健在なのを誇示するより、失語症をひけらかすことになってしまった。聴衆をがっかりさせたことであろう。第三回目の心電図セミナーの開会の挨拶を引き受けた時のことであった。講演は無理なのがわかっていたので行わなかった。その日、私は発病二ヶ月に満たなかった。私はこの時、病後初めてマイクを使って、大観衆の前でしゃべった。

当時、私は看護婦、保健婦、検査技師などを中心としたコメディカルの人々を対象に心電図のセミナーを企画していた。第一回目は発病前に行われ、受講者は三五〇人にもなり、二五〇人収容の会場が超満員になったことを覚えている。セミナーは、毎回沖縄コンベンションセンターの大会議室で行われた。第二回目は発病後一週目で、私は当然出られる状態ではなかったため、森講師が私の代理で行った。

第四回目は七月三〇日に行われた。発病八ヶ月を経過していた。第一回目から第三回目とは違って、その回は心電図記録の実技を重点にした。二五〇人の会場は相変わらず超満員であった。数人の被験者を雇い、N心電計機器メーカーから借り受けた心電計を揃えて、心電図記録の実際の指導をした。その時はその一ヶ月前にロータリークラブにおいて講演を行っていたので、私にとってマイクへの恐怖が遠ざかっており、マイクを握る手はむしろ軽快だった。おかげで満員の聴衆から驚きと賞賛を浴びせられた。今回は挨拶にとどまらず、一時間の講義をした。しかし、講義中に発声しにくい言葉があったり、発声がスムーズでないたびにマイクを遠ざけた。本来ならばマイクは声が大きい時に口から遠ざけるものだが、逆に小さくなると遠ざける癖がついた。そのため、話のポイントを聞き漏らされる懸念があったので、しゃべるのをゆっくりにし、困難な発音にぶつかるたびに平易な言葉を選んで言い直した。このように、重要部分を繰り返すことで欠点を補った。

たくさんの聴衆を対象にする時に限らず、声を張り上げる力の弱っている私のような場合は、講義や講演会にはマイクは不可欠である。しかも、マイクを上手く使いこなすことが一層必要である。マイクは敵ではない。マイクを友達にしなければ！

97・沖縄のチムグクル、「ご、お」抜きの敬語

「ていねいな見舞いと励ましの言葉をくださり、心から礼を申します。」これでは目上の人が目下の人に言っているようで、威張った感じを受ける。本当は「その節にはごていねいなお見舞いと暖かいお励ましのお言葉をいただき心から御礼申し上げます」と言いたかった。私は「ご」と「お」の発音に自信がなかったため、「ご、お」抜きになった。私が脳血栓から奇跡の生還をして七ヶ月経った。ロータリークラブの幹事就任挨拶時のことであった。「ご」や「お」が先頭に入る時には、まず息を大きく吸い込み、次いで口を尖らせて口唇に力を入れ、息を吹き出しながら声を出す必要に気がついたのはその後のことであった。十年以上も経った今日でも時にその不安が心をよぎって、「ご、お」の発音の時だけ、躊躇してマイクを口から遠ざけたりする癖がついた。

ロータリークラブの幹事は、人前で正確に通達事項を伝えなければならないので、一般会員以上に重要な役割を担っている。「リハビリのつもりで……。私が手伝うから大丈夫……。」那覇ロータリークラブの岸本会長が直々に私の自宅まで訪問されてのことであった。概して幹事は会長を補佐しなければならないのが常識なのに、会長が幹事を補佐するなど聞いたことがない。会長の熱心な勧誘につい心を動かされて、幹事を引き受けることになった。乱暴なことを引き受けたものだ。

「わからなかったよ。よくこれだけ回復したね。」後々いろいろな人たちから言われた。あの当時は私なりに精一杯ではあったが、人々は敬語ならぬ失礼語と感じていたであろう。「わからなかったよ」

は「病気をしたなんて」に暗に続く言葉と解される。これが沖縄のチムグルルなのかもしれない。

これをきっかけに、ロータリークラブの卓話の依頼が舞い込んできた。ロータリークラブは「頼まれたら断らない」ということをもっとうにしたクラブである。とうとう八月二九日「あなたならどうする」と題して三〇分間の卓話をすることになった。

しかも、これが私の教壇へ復帰する大きなきっかけとなった。今日思う存分までとは言えないまでも、何とか九七パーセントの話力を自負できるようになった。それを保つだけではなく、より説得力のある話力を身につけたいと努力を続けていきたいと思っている。

98・リハビリカラオケ

「リハビリカラオケは画面の文字を読んではいけない。画面に背中を向ける。」これが左脳で歌うコツであることを強調したい。ロータリーの卓話は、幹事就任一ヶ月目であった。私が卓話をするという噂を聞いて、那覇ロータリークラブ以外のクラブからも会員の出席があった。「発病はいつ自分の身にふりかかるかもわからないですよ。普段からの準備が必要です」と強調した。いつも私語の多いロータリークラブの卓話なのに、当日はシーンと静まりかえっていた。「カラオケの効用について」が特に印象深かったためか、金城会員はそれを新聞に投稿してしまった。

「健康講話をお願いしたいのですが。ことに病気を自力で治すコツをお願いします。」あちこちから電話がかかった。「同友会会員にはまだ若いのに、脳卒中で再起不能な人々が多いのですよ。しかし、他の多くの会員はみなさん元気ですけれど、いつ倒れるかもわからない年齢の人たちばかりですので。」沖縄経済同友会の玉城幹事からであった。経済団体は私の仕事とはあまり関係はない。しかし、私自身この前の卓話でそれを強調した経緯もあり、お断りすることもできなくなった。

ロータリークラブ会員にはテレビ局やラジオ局、新聞社のマスコミをはじめ、県や市の要職の人々、大企業の要人が多いので、会合のたびに次々と話題が広まったらしい。

この話は本島から離島、はては県外までたちまち広がりをみせ、すでに脳卒中で療養中の人々から、また高血圧で治療中の人々や家族から、さらには役所や企業の健康管理担当者から問い合わせが殺到した。私の外来を受診したいという人々まで殺到することになった。

99・バージンロード

ゆっくりゆっくり一歩一歩足を踏みしめて進んだ。左右の列の人々が注目して我々を見つめていた。長い歴史と思い出を乗り越えて、あまりにもたくさんの出来事が私の目の前を通り過ぎていった。感無量とはこのことである。

バージンロードのスタート点から終点までは長かった。否、牧師の前に着いてみると、それは実に短く感じた。私は長女の愛美の手をエリックに渡した。私は初めての経験でもあり、無我夢中だった。しかし、愛美がエリックの手に引かれて私を去って行った時に、どっと寂しさが私を襲った。

愛美の結婚は、シアトルのワシントン大学に近い教会で行われた。「ダディが元気なうちに。」長女の愛美は、長年付き合っていたエリックのプロポーズを受けることにした。エリックはまだワシントン大学病院のインターン中であったし、愛美はワシントン大学の大学院在学中であった。

披露宴の行われたフォーシーズンズ・ホテルは、国際的に高級なホテルである。ホテルはダウンタウンの中心にあった。私は妻とともに結婚式の数日前にシアトルに行った。結婚式には「愛美のおばあちゃん」を初め、日本からの家族の出席はなかった。「家族がいないのでは寂しいでしょう。」私の友人の緑間夫妻や妻の友人たちが沖縄からはるばる出席した。緑間氏は石材会社の社長である。自分からミスター・ストーンと言って自己紹介し、おじいさん代理と自称して話題を呼んだ。

私はレンタカーを借りて、彼らを式場の教会から披露宴の開かれる会場までピストン輸送した。私の友人である常川夫妻はちょうど米国留学中であったのでフレスノから、また日本光電社の大湾さんはロサンゼルスから、それぞれ一昼夜かけて自家用車で駆けつけ、写真撮影係を担当してくれた。

一方、エリックのおじいさん、おばあさんはウィスコンシンから駆けつけた。おしとやかなお爺さん夫婦、心が和むようなもう一人のおばあさん、優しそうなお母さん。エリックの寛大さもあって、愛美がわがままを言ってもふんわり包んでくれそうであった。医師であるエリックのお父さんの同僚がたくさん集まって盛大な披露宴であった。

病気克服について述べた私の英語のスピーチには盛大な拍手があった。自分から言うのはおかしいが、受けに受けたといえる。「愛美は love and loveliness でないよ、love and beauty だよ。」愛美が後から修正した。私がちょっと気負いすぎたかな!

100・こちふかば

梅が満開で、うららかな春日よりであった。しかも二月の休日のことである。風が少々吹いていたし、そうでなくても白無垢の裾は付け人が持ち上げなければならなかった。花嫁を先導して太鼓橋をしゃなりしゃなり歩いた。行楽客のカメラのフラッシュを浴びながら、かおりさんは得意満面であった。

「こちふかば、匂いおこせよ、梅の花」で有名な菅原道真は学問の神様であるが、縁結びの神様としては有名ではない。福岡の人々は、太宰府天満宮では結婚式を挙げないそうだ。そこであえて結婚式を挙げるということは、「アマノジャク」というものだ。かおりさんらしい発想である。

比嘉かおりさんは私の部の大学院生、中島君は研究生であった。共に琉球大学卒で私の教え子たちであった。中島君は元来公務員を目指していたのに私の部の研究生時代に医者志望になった。太宰府を選んだ理由は、中島君の医者への夢、かおりさんの学問研究への夢が適えられるように願ったのかもしれない。

私は中島家の久留米のしきたりと比嘉家の名護のしきたりとを尊重しなければならなかった。思えば私は「仲人」を務めた翌日に、病気に倒れたことを考えると、私にとっては「仲人」は鬼門である。さらに私にとって、よりによって太宰府という足かせがかかった。あまりにも有名な太宰府であるし、縁起の点からも考えて慎重であらざるを得なかった。前日から二日市に泊まり込んだ。長い長い二日間であった。しかし、無理のない進行計画であった。

こうして病後初めての「仲人」が無事に務められたのは、私にとって幸せそのものであった。

101・涙にむせぶ

メープル・ツリーと白樺に囲まれた瀟洒なコテージ風の建物は森の中にあった。六月とはいえ、オタワはまだまだ寒かった。雲一つない空のもと、コテージの庭には赤、白、黄色の花が咲き乱れていた。こまごまと気の利く次女愛倫も手作りの結婚式には静かな森がふさわしかった。

バージンロードに立った私は、すっかりその雰囲気にのまれてしまった。心に迫ってくる何かが私の胸をよぎるとともに、何とも言えない切なさがひとしお。むしろ周囲に涙を見せないと必死であった。鳥の鳴き声とともにユーカリの林に囲まれた我が家が浮かんできた。メルボルンのパークビルの我が家のラウンジであった。そこには段ボールのミカン箱の穴から二本の可愛い小さな足が出ている愛倫がいて、愛美が後ろから押していた。「ダディ」愛倫の声が聞こえたような気がして我に返った。白い手袋をした愛倫の手をデレックに渡した。次女は末娘であるので、長女の時の喜びに比べて寂しさひとしおで、感極まってどっと涙が瞼のせきを越えてしまった。

日本からは愛倫の友人以外に、我が親戚からも一人も来客がなかったのが一層私の涙を誘った。遠方ゆえに親友のナンシーも沖縄からは出席できなかった。カナダの東の果てから来たデレックのお父さん、お母さんや兄姉妹は「赤毛のアン」にでも出てくるような素朴そのもので、胸にジーンと暖まるものを感じた。ワイングラスで愛を促す「チン、チン、チン、チン」の響きがいつまでもなり止まなかった。

果てしなくつながる山塊に、天をつく氷河と雪の壮大なジャスパーからレイク・ルイーズ、バンフへと続くカナディアン・ロッキー、ことにマリーン・レイクは山と森と氷河と湖の絶妙な調和の中で息を呑んだ。愛倫の新婚のカップルがドライバーをかってくれて、旧婚の我々が新婚旅行にお邪魔虫をした。「マミィやダディと少しでも一緒にいたいのよ」愛倫が言ったが、我々がかえって愛倫と一緒にいたかった。バンフでは沖縄からカナダを訪れたロータリークラブのメンバーと合流した。カルガリーで開かれる国際ロータリークラブ大会へ出席する計画だったからである。ロータリークラブのメンバーからも祝福を受けて、愛倫新夫妻は去って行った。

愛倫の親友であるナンシーの結婚式は、本年になって沖縄のベースのトリイ・ステーションで行われた。我々は愛倫が出席できないので、代わりに友人の代表として出席した。ナンシーが一人で歩くバージンロードは寂しさそのものであった。なぜか私は涙が止まらなかった。ナンシーを目に入れても痛くなかったはずのお父さんのことだけに、きっと墓場から涙にむせんで感無量に浸っていたであろう。

102・ゴンちゃん

「鈴木さんは脳卒中で倒れましたが、このように奇跡の回復をとげられたのです。この原動力となったカラオケの曲をご披露します。」アナウンサーが私を紹介した。恥ずかしいやら嬉しいやら複雑な気持ちが入り混じった。病後ちょうど一年経った十二月一日であった。翌年の元日放送、沖縄名士カラオケ大会の録画撮りであった。

「OTV局の公開番組なんぞに大学教授の分際で人前で余興をひけらかしてよいものだろうか？」永盛学部長は一流の東北弁調で「どんぞ、どんぞ、頑張って出てきてけれ。健闘を祈りますよ！」これは、地域医療部の誰かが申し込みしたにちがいない。しかし、今でもそれは秘密になっている。

「ナタリー　エン　ラ　ディスタンシア……」「外国曲はうまいかどうかの判定が難しいですね。」審査員の講評があった。結局、一等賞はN病院の院長の「あこがれのハワイ航路」にさらわれてしまった。しかし、二等賞の自動掃除機は高価なもので、今でも我が家で活躍している。一等賞のテレビより良かった。

それから十年経った。JALがスポンサーの正月番組第一〇回「やまとんちゅ民謡大会」にまたも出場することになった。「退官の記念にこんなよい機会はないよ。」にんまりしている私の友人ゴンちゃん。「私がついていて応援するからね。」彼が出演したいのが山々のようである。しかし、彼はウチナンチュだから出演の権利はない。悠游会は沖縄に住んでいるヤマトンチュと生粋のヤンバルチュ（沖縄の北部ヤンバル地域出身の人々）からなっている親睦会である。ゴルフコンペやらモアイ（模合い）やら、助け合って楽しい沖縄生活を送るのを主旨としている。その会に入れてもらったのは二年ほど前である。悠游会の会長阿波根さんは沖縄県庁の参事で、俗称ゴンチャンである。「もうあしびのゆるや、いそーさ、ちむどんどん……」愉快な歌で正月にふさわしい。今回は三線が主体であることが事前にわかっていた。しかし、あしびなーは一・二揚調で本調子でなかった。また、私は三線教室を民謡から古典に変えたばかりで、三線にはまだまだ自信がなかった。それに三線の師匠伊良波先生が首を縦に振らなかった。そこで三線を舞台で弾くのを断念した。民謡の三線は比較的やさしいが、沖縄の古典はことさら難しい。奥行きが深く、やってもやっても満足な到達点に達しないのである。

応援団には悠游会の総勢が集まった。多くのメンバーがヤンバルの名護からはせ参じた。そこではむしろ応援団一人ひとりが主役になって楽しんだといったほうがよい。

結局、十七組の出場があり、リハーサルから延々八時間にも及んだ。一等は日本銀行の沼波支店長の民謡「ましゅんく節」の三線にさらわれた。「俺が優勝するぞ」前日の新聞に本人がでかでかと公言した。しかも始まる前から本人の自信と意気込みに圧倒されていた。私は「もてるで賞」と「応援団賞」の二つの賞を獲得した。応援団賞では、まさに悠游会の本領が大いに発揮された。まさにゴンちゃんの人柄によるものでもある。それは沼波支店長がその後悠游会のゴルフコンペやモアイに参加されたことでもわかる。

103・「汗と涙の結晶」

定年退職後の私のために、地域医療部のOB会なるものが結成された。総勢五〇人以上にも及ぶ。二五年の長きにわたる琉大時代の思い出は尽きない。ある時には波照間島で保健学部の学生たちと合宿して、嵐になって文字どおり島流しになった。ナカグスク（中城）では部員がそろって百寿者検診のために自宅を訪問した。ところが、言葉が通じなくて家族に怒鳴られてしっぽを巻いて帰ってきた。具志では食堂らしきものがまったくなく、畑から大きなスイカを買ってみんなで昼食代わりにした。またある時は、カナダからの研究生を引き連れて名古屋の金さん銀さん宅を訪れた。その際にはかえってテレビの取材の対象になった。こうした同僚・後輩・学生たちは幸いなことにそれぞれ成長し、成功の道を歩んでいる。秋坂助手は本土の大学の教授に、台湾のセンさんは台湾の大学の助教授に、安次富技官は九州の産業医大の講師になった。カナダからのブラッド・ウィルコックスはアメリカのメイヨ・クリニックの講師をしている。このたび、私が西日本文化賞をいただくことができたのは、まったくこれらの人々の努力の賜物であると感謝している。受賞の理由となったように、確かにいち早く沖縄の長寿を研究し、沖縄の長寿を世に知らしめた。そして、沖縄の長寿の秘密を探って「沖縄に学べ」の潮流を生ませたにはちがいない。しかし、それは沖縄の百寿者一人ひとりや、そして研究に協力してくださった県市町村役場の方々や地域医療部を初めとした研究班のメンバーの一人ひとりの汗と涙の結晶なのである。そして、厚生省長寿科学振興財団の助成によって、研究推進に原動力をくださった愛知医大の田内久名誉教授や佐藤秩子名誉教授の力は見逃せない。

ブラッド・ウィルコックスの双子の兄であるクレイグ・ウィルコックスは、久米島のフィールドワークでチュラカーギを見つけだした。私は国際結婚の「仲人」を務めることになった。和洋折衷の結婚式は実に印象的であった。そこにはバージンロードはなかったが、三・三・九度があった。延々五時間の長い長い披露宴は楽しさこの上もなく、会員全員が宴会をたんのうした。クレイグ君と花嫁の洋子さんの企画であったが、私の型破りの退官祝賀会の延長でもあった。私は幸せに酔った。かつての病気など私の脳裏からはすっとんでいった。本当の祝福とはこういうものであろう。クレイグは、現在沖縄看護大学で講師をしている。

一九九九年三月に病院から引退して自由の身になり、那覇の中央に沖縄長寿科学研究センターという小さな小さな城を開いた。そこには、オレゴン大学卒業の英語のたんのうな濱盛さんと二〇歳の新進気鋭の又吉君がいるだけだ。退官後、私は外圧による束縛こそなくなったが、悠々自適どころではない。泉崎病院や勝山病院の臨床、沖縄の企業の健康管理、沖縄女子短大の教弁へとますます忙しく、東西南北に走り回っている。又吉君は今や手となり足となっている。娘しかいない私にとってまさに息子である。「はいわかりました」という彼の口癖はくせものである。「本当にわかっているのであろうか？」しかし、彼の成長が私の新たな喜びでもある。

結びにかえて――ククル・ル・デーイチ――

私は昭和三二年三月、慶應義塾大学医学部を卒業して以来、四二年有余にわたって臨床医学にどっぷり浸かって生きてきた。それは六五歳に至る人生の実に六五パーセントにもあたる。一年間にわたる国立東京第二病院でのインターン研修は実に有用であった。折しも心電図の臨床応用が有明を迎えていた。思えば学生時代に受けた心電図の講義は、五島講師（後の東海大学病院長）によるわずか二コマであった。しかも、日本語訳がＥＣＧ（エレクトロ・カーディオグラム）を直訳した電心圖から心電図へと改名されたばかりであった。樫田氏による教科書の臨床電心圖學も臨床心電図学になって、カタカナからひらがなへ書き変えられた。そのころの私にとっては、心臓の活動が電気的信号としてとらえられることに興味津々であった。当時心電計は貴重な宝物だった。本田正節医長は敬虔なクリスチャンで、寛大な人柄である。アメリカから購入した宝物を惜しげもなく我々インターンにも開放してくれた。おかげで病棟でも外来でもまた病院外でも、ペン書きの心電計を担ぎ回って、インクだらけになって、患者に頼んでは片っ端から心電図を撮りまくった。膨大なコレクションが私の宝物になった。これらが、後の私の著書『臨床循環器検査の実際』の貴重な資料となった。

母校、慶應義塾大学医学部の内科教室に入局して私が最初に受け持った患者は、幸いにも急性心筋梗塞症であった。心電図をひろげて、得々として説明したのはもちろんである。俗に大名行列と言われた教授回診の時のことである。「こんなエーカゲンなものでなにがわかるか。」教授の言葉に一瞬ショックを受けた。心電図はエーカーゲー（ドイツ語）と言われる。これをもじって皮肉ったのである。彼は心電図など見もしなかった。「チクショウ！」私にはますますファイトが湧いてきた。それから六年後、私はくも膜下出血の患者が心筋梗塞と同じ心電図を呈するのに出会った。そこでその機序を解明することを思い立った。夜になると動物小屋に行っては、ウサギに脳出血や脳血栓を起こさせては心電図をとった。これが私の「電気的調律臓器としての脳と心臓の相関に関する研究」として実を結び、昭和四〇年に医学博士の学位をとった。当時、国立東京第二病院には脳波と心電図の両刀使いで、臓器相関研究のパイオニアである本田正節循環器医長がいた。彼の熱心な指導と同輩らの協力には頭が下がった。先輩や後輩も続々と本田門下生として巣立っていった。

そのころ、国立東京第二病院にいた私は、臨床面ではノーシュ（野並副院長）の元にあった。なぜノーシュと呼ばれていたかわからないが、ノーシュは海坊主のように完全な禿頭であったのと関係あるかもしれない。明けても暮れてもノーシュのベシュライバー（指導医について口述をカルテに書き上げる係というドイツ語）であった。ノーシュの外来は山のようなオジー、オバーのコレクションだった。ノーシュの指示する薬は、ブロームとネオフィリンとルミナールで九六〜九七パーセントを占めていた。ノ当時、これでは私はノーシュからはなにも学ぶことはないと思っていた。しかし、今になって思うのは、現在の私の診療パターンはまさにノーシュに生き写しである。ノーシュは何も言わなかったが、身を持って「診療とはなんぞや」を若い医師たちに実感させていたのであろう。

　私は昭和四四年から一年六ヶ月、豪州政府の科学文化省の AIAS Fellowshipを得て、メルボルン大学付属病院の心臓科に留学し、J.G. Slomanの元で心筋梗塞症の臨床研究を行った。そこでは、次から次へと目の前に登場する先端医療に目を見張った。冠カテ、ペースメーカー、CCUの管理。今でこそ日本では当たり前の臨床医療であるが、当時の日本から行った私には別世界のようであった。研修を終えて、鬼の首を取ったような気分で颯爽と帰国した。本田医長の熱心な働きがけが実を結んで、早速、国立東京第二病院に厚生省の病院として初めてのCCUを開設してもらい、全国規模で厚生省CCU共同研究班を組織した。

　ところが、水を得た魚のような私のところにまさに降って湧いたような事件が起きた。それはシアトル行きと沖縄行きの話であった。人生の大きな岐路に立った私は、最終的には沖縄を選んだ。国立東京第二病院の前院長であった植村操琉球大学病院の初代院長と、前地域医療部長である鈴木淳教授の熱い誘いに心を動かされたのである。私は昭和五一年に復帰後の沖縄の医療に新風を吹き込むべく、一大決心を持って琉球大学病院に赴任した。琉球大学病院は、将来を先取りする包括医療の精神を持った武見構想に基づいて設立された日本に類を見ない保健学部附属病院であった。CCUに色をなしていた私は、沖縄にも当然新しいCCUを開いて普及させる考えに燃えていた。CCUへの思いは今も私の頭から離れることはない。しかし赴任当初、いきなり労務問題からCCU開設に対して既存のスタッフから異論が唱えられ、ついには強烈な反対へと発展した。そのため、私は方向転換をせざるを得なくなった。私は地域医療部に赴任したからには、沖縄の課題である地域医療を推進する義務を負っていた。それには離島僻地医療と老人福祉医療を円滑に進めることが最大の課題であった。

そこで、院内のＣＣＵ管理をひとまず棚上げにして、沖縄の包括医療の構築に取り組むことにした。そのためには、まず医療管理的観点から自治体や医師会等との連携に情熱的に取り組む必要があった。その努力が地域管理の面でやがて実を結び、沖縄県や医師会や学会などの諸団体の会長、理事、委員長等の要職を歴任することになった。研究分野でも地域医療と老人医療に多くの業績を残した。ことに包括的活動性成功長寿や百寿者の医学的、社会学的研究は世界的に他に類をみないものであり、世界で最も多くの百寿者に接する機会に恵まれた。その結果を著した私の著書『百歳の科学』や『データでみる百歳の科学』が超高齢医学のバイブル的存在になっているのみならず、ことに欧米で注目されInternational Centenarians Study(ICS)などの世界的研究組織に拡大されつつある。

また一方、私の行う全身的フォローアップと患者の生活を中心とする継続医療（コンティニュイティー・クリニック）における「患者と共に喜び、共に悲しむ癒しの実践」がクライアントの心を引きつけて離さなかった。これが私の著書『医療科学』の実践であり、医学生のみならずコメディカルスタッフの賞賛の基となっている。

昭和六二年、またしても私に一大事が沸き起こった。突然、脳梗塞で右半身麻痺、失語症になったのである。奇跡的に命をとりとめたものの、完全な失語症が残り、お先真っ暗であった。「死んでももと」と考えた私は、一心不乱にリハビリに邁進した。身体が回転するような恐ろしさにもみまわれながらの努力に、毎時毎分のように次々と能力を取り戻していった。不自由な言葉と身体をやりくりして外来の仕事についたのだから、患者の身体を使ってリハビリをさせてもらったようなものである。しかし、患者は私を見放すどころか、真剣に励ましてくれて、より多くの患者が私のところへ戻ってきた。後々患者たちの語ったところによると、最初は私が何を言っているのかわからなかったそうである。こうして患者と共に血みどろの努力によって、元以上の力を発揮できる状態にまで戻ったのである。患者の支援の賜物による奇跡のカムバックであった。「沖縄から離れたら死ぬぞ」主治医の声を天の声ととらえ、今後私は沖縄の患者と共に喜びも悲しみも分かち合って共に生きていきたいと考えている。これがノーシュから培った本当の臨床医の心であると思う。この体験を書物に残してほしいとの要望が各所からわき上がった。こうして私の気持ちが動かされて本書が実を結ぶことができたのである。

沖縄には人を夢中にさせる何かがある。夢中にさせるものが人々に生き甲斐を与えてくれる。それが健康長寿の根源と考えられる。それは沖縄の自然であり、文化であり、人である。沖縄の土地はそこに住む人々に生を与えて、生かせてくれているのである。それが沖縄の恵みなのである。沖縄が私を選んでくれたのである。私はこの生きる恵みを与えてくれた沖縄に感謝して生きて行きたいと思う。

私は百寿者の医学的および社会学的研究に没頭した。百寿者を訪問した際に私は百寿の秘訣について彼らに問いかける。その際に、誰しもが共通して答えたのは「感謝して生きること」である。沖縄にはウガンという言葉があるが、ウガンは拝みと誤解している人がいるが、ウガンは祈願つまり感謝と願いなのであるから、沖縄の心なのである。

従来の医師の行う診療行為は、病気を診断して治療することである。薬を与えたり、手術をしたりするだけがよい医療ではない。たとえ病気になっても、障害者になっても、高齢になっても、患者に生きる気力、癒す気力を持つようにインセンティブを与えるのが医師の使命であり、患者を治すのではなく、患者に癒す力を与えることが「共に生きる医療」、真の医療なのである。長い臨床生活の間に多くの友や患者が過ぎ去っていった。彼ら一人ひとりを思い出すたびにやるせない思いが胸をよぎる。しかし、多くのよき患者や友や同僚や家族に恵まれたことに感謝し、彼らと共に喜び、共に祝い、共に苦しみ、共に悲しんで生きて行きたいと願っている。

謝辞

本書の執筆に際し、ご高覧賜り、懇切丁寧なご教示をくださった琉球大学医学部の柊山《ふきやま》教授、第三内科の小嶺講師に深謝申しあげ、出版に際して特別なご配慮を賜った大修館書店編集部の和田義智氏、山川雅弘氏に深くお礼申し上げる次第です。

[著者紹介]

鈴木　信（すずき　まこと）
1933年東京都に生まれる。
1958年慶應義塾大学医学部卒業
慶應義塾大学医学部助手、厚生技官医療職（国立東京第二病院）を経て、1976年琉球大学保健学部附属病院助教授に就任。1983年教授に昇任。琉球大学附属病院地域医療部長、琉球大学医学部地域医療研究センター長、琉球大学医学部附属沖縄・アジア医学研究センターを経て1999年定年退官。
現在、沖縄長寿科学研究センター長。
　琉球大学名誉教授、医学博士
主な著書『百歳の科学』（新潮社）、『データでみる百歳の科学』（大修館書店）、『日本の百寿者―生命の医学的究極像を探る』（中山書店）、『初心者のための循環器機能検査の実際』（新興医学出版社）、『臨床心電図のすべて』（共著、ライフ・サイエンス・センター）、『医療科学、I医療概論、II社会と医療』（共著、医学書院）他

脳卒中・あなたならどうする

初版発行――二〇〇〇年 四 月 五 日

著者――**鈴木　信**
発行者――**鈴木荘夫**
発行所――株式会社**大修館書店**
〒一〇一－八四六六 東京都千代田区神田錦町三－二四
電話 03-3295-6231（販売部） 03-3294-2358（編集部）
振替 00190-7-40504
[出版情報] http://www.taishukan.co.jp

装丁者――**下田浩一**
印刷所――**厚徳社**
製本所――**難波製本**

ISBN4-469-26442-3　Printed in Japan